DES FIÈVRES TYPHOÏDES
ET DU TYPHUS,

HISTOIRE ET DESCRIPTION DE CES AFFECTIONS

ANALOGIES ET DIFFÉRENCES

QUI EXISTENT ENTRE ELLES

MÉMOIRE

Honoré d'une médaille de 500 francs par l'Académie royale de médecine
dans la séance publique de 183.

SUR CETTE QUESTION

« Faire connaître les analogies et les différences qui existent entre
le typhus et les fièvres typhoïdes. »

Par J.-J.-H. MONTAULT,

Docteur en médecine de la Faculté de Paris, ex-interne des hôpitaux, ancien aide et chef de clinique
de la Faculté de médecine à l'hôpital de la Charité, médecin des dispensaires de la Société
philanthropique, médecin du bureau de bienfaisance du XIe arrondissement, membre titulaire
de la Société de médecine du département de la Seine, membre de la Société anatomique, correspondant des Sociétés de médecine de Toulouse, de Niort, d'Angers, etc.

*Non verborum copia, sed rerum suminisurorum
decet esse synodorum.*

A PARIS,
CHEZ J.-B. BAILLIÈRE,
LIBRAIRE DE L'ACADÉMIE ROYALE DE MÉDECINE

A LONDRES, A LONDON, CHEZ PILOT, BELLION ET FILS.
A BRUXELLES, CHEZ TIRCHER. — A LEIPZIG, CHEZ L. MICHELSEN.

1838.

DES FIÈVRES TYPHOÏDES

ET DU TYPHUS.

OUVRAGES DU MÊME AUTEUR.

Dissertation sur l'hémiplégie faciale, ou perte du mouvement et de l'expression de l'un des côtés du visage, par lésion de la 7ᵉ paire de nerfs (portion dure), nerf respiratoire de la face, de M. Ch. Bell ; thèse inaug., nᵒ 300 ; Paris, 1834, in-4.

Recherches pour servir à l'histoire anatomique, physiologique et pathologique du liquide céphalo-spinal : mémoire couronné en 1836 par l'Académie royale des sciences.

Des moyens à l'aide desquels on peut distinguer les névroses des lésions dites organiques, thèse du concours pour l'agrégation (section de médecine); Paris, J. B. Baillière, rue de l'école de médecine, nᵒ 17, 1838, in-8.

Sous presse :

Des paralysies partielles de la face par lésion des nerfs de la 7ᵉ et de la 5ᵉ paire.

PARIS. — IMPRIMERIE DE COSSON,
rue Saint-Germain-des-Prés, 9.

DES FIÈVRES TYPHOÏDES

ET DU TYPHUS,

HISTOIRE ET DESCRIPTION DE CES AFFECTIONS ;

ANALOGIES ET DIFFÉRENCES

QUI EXISTENT ENTRE ELLES ;

MÉMOIRE

Honoré d'une médaille de 500 francs par l'Académie royale de médecine
dans la séance publique de 1837,

SUR CETTE QUESTION :

« Faire connaître les analogies et les différences qui existent entre
» le typhus et les fièvres typhoïdes. »

Par J.-J.-H. MONTAULT,

Docteur en médecine de la Faculté de Paris, ex-interne des hôpitaux, ancien aide et chef de clinique
de la Faculté de médecine à l'hôpital de la Charité, médecin des dispensaires de la Société
philantropique, médecin du bureau de bienfaisance du 11e arrondissement, membre résident de
la Société de médecine du département de la Seine, membre de la Société anatomique, correspondant des Sociétés de médecine de Toulouse, de Niort, d'Angers, etc.

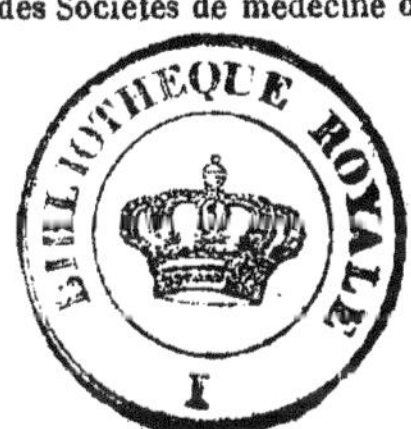

Non verborum opificem, sed rerum inquisitorem
docet esse... medicum.

A PARIS,

CHEZ J.-B. BAILLIÈRE,

LIBRAIRE DE L'ACADÉMIE ROYALE DE MÉDECINE,
RUE DE L'ÉCOLE-DE-MÉDECINE, 17 ;
A LONDRES, MÊME MAISON, 219, REGENT-SREET.
A BRUXELLES, CHEZ TIRCHER. — A LEIPZIG, CHEZ L. MICHELSEN.

1838.

DES FIÈVRES TYPHOÏDES

ET DU TYPHUS,

HISTOIRE ET DESCRIPTION DE CES AFFECTIONS;

ANALOGIES ET DIFFERÉNCES

QUI EXISTENT ENTRE ELLES.

INTRODUCTION.

Hippocrate semble avoir compris, sous le nom de *typhus*, toute maladie aiguë accompagnée de *stupeur* et plusieurs espèces de fièvres. Galien, Aétius, P. Forestus appelaient indifféremment *typhus* ou *fièvre typhode* les affections dans lesquelles ils admettaient un *érysipèle du foie*. Cullen appelait de même *typhus* toute fièvre avec *symptômes graves* et *danger réel*. La dénomination de *typhus* peut encore s'appliquer aux fièvres maligne-soporeuse, maligne-nerveuse, des hôpitaux, des prisons, des camps, des vaisseaux, décrites par Rivière, Willis, Huxham, Pringle, Poissonnier-Desperrières, etc. Les humoristes des deux derniers siècles confondaient ensemble le *typhus* et les fièvres *putrides* et *pétéchiales*. Pinel a rangé le typhus parmi les *fièvres ataxiques*. La dénomination de *fièvre typhoïde*, particulièrement appliquée par Neumann (1) aux fièvres *putrides* et *malignes* des auteurs anciens, est généralement adoptée aujourd'hui pour exprimer l'analogie qui existe entre ces maladies et le typhus (Chomel, Louis, Fouquier, Roche, etc.) Enfin, la fièvre typhoïde a encore été appelée *typhus spontané*. D'un autre côté, beaucoup d'auteurs contemporains, Hildenbrand lui-même, différencient, à certains égards du moins, le *typhus* et les *fièvres typhoïdes*. Ces considérations ne sont-elles pas plus que suffisantes pour faire ressortir l'importance et l'opportunité de la question proposée pour sujet de prix par l'Académie royale de médecine?

Nous avons dû chercher d'abord à préciser ce qu'il faut entendre par les dénominations de *typhus* et de *fièvres typhoïdes*, avant de faire connaître les analogies et les différences qui peuvent exister entre ces maladies : nous avons pensé que, par *fièvres typhoïdes*, le programme désignait ce que les auteurs ont appelé fièvre entéro-mésentérique, dothinentérie, fièvres *graves*, *putrides* ou *adynamiques*, *malignes* ou *ataxiques*, en un mot, les fièvres du quatrième et du cinquième ordre admis par Pinel; que cette dénomination de fièvres *typhoïdes* avait été de préférence adoptée par l'Académie, parce que, tout en donnant un aperçu des principaux phénomènes qui caractérisent ces maladies, elle ne préjuge rien sur leur nature ou cause prochaine. Il ne faut pas, d'ailleurs, oublier que les symptômes des fièvres *typhoïdes* sont assez communément précédés des formes dites

_____

(1) Médecin de l'hôpital de la Charité de Berlin. (Voir le *Journal des progrès des sciences médicales*, 1827, vol. V.)

inflammatoire, *bilieuse*, *muqueuse;* que ces symptômes *ty-phoïdes* surviennent souvent dans le cours ou au déclin de maladies diverses; qu'ils semblent, dans quelques cas, suivre les progrès de l'âge, et qu'ils constituent l'un des accidens les plus terribles de la phlébite, toutes considérations qui trouveront leur place dans ce travail (1).

Le typhus ne s'étant que rarement montré en France, et par intervalle seulement, nous avons dû chercher à préciser, avec un égal soin, le sens que l'on doit attacher à cette dénomination qui peut, à la rigueur, être appliquée à un grand nombre de maladies réputées pestilentielles. Hildenbrand divise le typhus en 1° *ty-phus malin* qui comprend la *peste* et la *fièvre jaune;* 2° *typhus d'Europe*, qui a pour variétés les fièvres des hôpitaux, des prisons, des camps, des vaisseaux et des villes assiégées. Quelques auteurs ont admis 1° un *typhus d'Europe*, 2° un *typhus d'A-mérique*, ou *fièvre jaune;* 3° un *typhus d'Orient*, ou *peste;* 4° un *typhus de l'Inde* ou *choléra-morbus épidémique*. Bien que nous pensions qu'il existe une forte analogie entre ces divers typhus, tant sous le rapport de l'expression symptomatologique que sous celui du mode de propagation; bien que, par exemple, l'action des miasmes animaux, la propagation rapide de la maladie à une grande masse d'individus et sa communication fréquente des individus infectés aux sujets sains, rapprochent à tant d'égards la fièvre jaune, la peste et le typhus européen, nous avons cru, tout en nous réservant de faire ressortir ces analogies, dans l'occasion, devoir nous borner à l'histoire du *typhus d'Eu-rope*, ou *typhus nostras*, en y comprenant les variétés admises par Hildenbrand, c'est-à-dire, le typhus ou les fièvres des hôpitaux, des prisons, des camps, des vaisseaux, des villes assiégées.

(1) C'est pour nous conformer aux termes de la question proposée que nous donnons ici une aussi grande étendue à la dénomination de *fièvres typhoïdes;* car, pour nous, la *fièvre typhoïde* existe comme *maladie spéciale* et nous semble réclamer, sous ce rapport, un nom plus précis, tel que celui de *fièvre entéro-mésentérique*, *entéro-mésentérite-typhoïde*, etc.

Quant aux ouvrages que nous avons dû consulter pour rendre notre description du typhus aussi complète que cela nous a été possible, nous avons long-temps médité sur les ouvrages de Pringle, Rouppe, Poissonnier-Desperrières, Lind, etc.; nous avons tiré parti des travaux non moins importans des auteurs contemporains; nous avons surtout pris pour guide le traité d'Hildenbrand et mis à profit les notes et additions dont il a été enrichi par son traducteur (1).

Dans le travail soumis par nous au jugement de l'Académie, nous avions cru devoir diviser notre sujet en six chapitres, dans chacun desquels a été successivement faite l'exposition *graphique*, *analogique* et *différentielle* du typhus et des fièvres typhoïdes sous le rapport 1° des causes, 2° des symptômes, 3° de la marche, de la durée, du pronostic, des crises, des complications, des terminaisons, 4° des altérations des organes et des liquides, 5° de la nature ou cause prochaine, 6° du traitement; en sorte que, pour mieux établir le parallèle, nous avions ainsi pu mettre en regard et présenter par tableaux chaque partie de la description de ces maladies et en même temps les analogies et les différences correspondantes. Mais l'impression dans les *Mémoires de l'Académie*, dont notre travail a été jugé digne, devant nous faire renoncer à ce plan, nous avons adopté une division nouvelle en trois parties dans lesquelles il est successivement traité 1° de l'histoire des fièvres typhoïdes, 2° de l'histoire du typhus, 3° des analogies et des différences qui peuvent exister entre ces maladies. Ce mémoire est suivi d'une récapitulation générale de toutes les analogies et différences que nous avons constatées entre le typhus et les fièvres typhoïdes, et terminé par un appendice contenant, résumées sous forme de tableaux synoptiques, soixante-quatorze observations qui ont en partie servi de base à nos re-

(1) J.-V. Hildenbrand, *Du typhus contagieux, suivi de quelques considérations sur les moyens d'arrêter ou d'éteindre la peste de guerre ou autres maladies contagieuses*, traduit de l'allemand par J.-Ch. Gasc. Paris, 1811, in-8.

cherches sur les fièvres typhoïdes, observations qui doivent ici, comme toujours, tenir une place importante, parce que, ainsi que l'a dit Baglivi, *elles sont comme la pierre de touche qui sert à éprouver les théories en médecine.*

On voit, par ce qui précède, que, dans ce travail, où nous nous sommes surtout montré jaloux de faire preuve d'un esprit exempt de prévention, mu par un ardent amour de la vérité et guidé par l'observation et le raisonnement d'après les préceptes si connus d'Hippocrate, de Baglivi, de Bacon, nous avons non seulement tâché de *faire connaître les analogies et les différences qui existent entre le typhus et les fièvres typhoïdes* ainsi que l'exigeait la question proposée par l'Académie, mais que nous avons de plus essayé de donner une description de ces maladies, autant du moins que le permet l'état actuel de la science. Puissions-avoir jeté quelque jour sur une question si importante !

———

PREMIÈRE PARTIE.

HISTOIRE DES FIÈVRES TYPHOIDES.

Chapitre Ier. *Causes des fièvres typhoïdes.*

Les causes des fièvres typhoïdes peuvent être déterminantes, occasionelles, spécifiques ou contagieuses. Les causes détermi-nantes, suivant M. Chomel (1), nous sont complétement incon-nues; et il faut avouer qu'il en est quelquefois ainsi pour les causes occasionelles ou secondaires, puisque, dans un grand nombre de cas, on ne peut accuser aucune cause antécédente connue. Nous allons successivement passer en revue les diverses conditions de développement qui se rapportent à l'âge, au sexe, au tempérament, à la constitution, à la profession, aux lieux

____

(1) *Leçons sur la fièvre typhoïde*, Paris, 1834, p. 300 et suiv.

et habitation, à la température et à la saison, à la nourriture, aux affections morales et aux passions, enfin, à la contagion.

§ 1er. *Influence de l'âge.* La jeunesse semble être une condition de développement pour les fièvres typhoïdes : on a même avancé que l'aptitude à les contracter commence à 12 ans ; cependant M. Bretonneau a observé la dothinentérie sur un enfant de 4 ans ; et il n'est pas rare, à l'hôpital des enfans malades de Paris, de l'observer à 4, 6, 8 et 10 ans. D'un autre côté, les vieillards n'en paraissent point exempts; c'est ainsi que MM. Petit et Serres (1) ont vu succomber à la fièvre entéro-mésentérique un homme de 60 ans, que j'y ai également vu succomber une femme de 65 ans (2), et que M. Andral a aussi vu reparaître la maladie après 70 ans (3) ; mais, suivant cet auteur, la fièvre adynamique, chez les vieillards, reconnaît rarement pour cause la dothinentérie.

Quoi qu'il en soit, c'est surtout de 20 à 30 ans qu'on a constaté la plus grande fréquence des fièvres typhoïdes (Andral) : c'est ainsi que, sur 88 sujets, 54 avaient de 20 à 30 ans (Louis) ; 91, sur 117, avaient de 18 à 30 ans (Chomel) ; sur les 74 malades que j'ai observés, 43 avaient également de 20 à 30 ans (4). Quant à la cause de cette prédilection de l'affection typhoïde pour l'âge de 20 à 30 ans, nous dirons qu'elle nous est inconnue, à moins qu'on ne veuille l'attribuer à ce que les sujets de cet âge se trouvent plus particulièrement exposés aux autres conditions de développement de la maladie.

§ II. *Sexe.* M. Louis n'a remarqué que peu ou point de différences dans l'influence des sexes (5). Il semblerait, d'après les

---

(1) *Traité de la fièvre entéro-mésentérique*, 1813, p. 128.

(2) *Voy.* l'Appendice, obs. 52.

(3) *Clin. méd.*, tom. III, 2e édit., p. 451 et 452.

(4) Voy. dans l'appendice les obs. 1, 2, 3, 7, 10, 11, 13, 16, 17, 20, 21, 26, 29, 31, 32, 33, 35, 37, 40, 43, 50, 51, 57, 63, 65, 66, 67, 68, 69, 72, 74.

(5) *Recherches sur la fièvre typhoïde*, Paris, 1829, t. 2, p. 455 et suiv.

faits que j'ai rapportés , que les hommes sont plus prédisposés ,
puisque , sur ces 74 malades , il n'y a eu que 8 femmes (obs. 4 ,
6 , 8 , 9 , 18 , 22 , 28 , 52). Les relevés pris dans les divers hôpitaux de Paris tendent au même résultat ; mais on ne peut regarder cette conséquence comme rigoureuse , si l'on remarque
que ces relevés ne portent pas sur un nombre égal d'individus
des deux sexes observés pendant un temps donné , qu'on reçoit
en général plus d'hommes que de femmes dans les hôpitaux , et
qu'enfin celles-ci sont bien moins exposées que les hommes à
changer de lieux et de manière de vivre , circonstance qui coïncide surtout avec le développement de la maladie, ainsi que nous
le dirons bientôt.

On a obtenu, à Londres , des résultats tout-à-fait opposés :
c'est ainsi que sur 521 fiévreux observés en 1828 et 29 dans les
hôpitaux de Londres par le docteur Twœdie (1), il y avait 227
hommes et 294 femmes ; et ces différences semblent bien dépendre de circonstances secondaires ou nécessaires, puisque on ne
reçoit pas indifféremment dans les hôpitaux de Londres tous les
malades qui se présentent et que les femmes jouissent d'une plus
grande protection pour y être admises , tandis qu'à Paris on y
reçoit facilement tout le monde.

§ III. *Tempérament, constitution.* D'après les recherches
de M. Louis, les individus doués d'une constitution forte ou faible sont également prédisposés ; une constitution affaiblie par le
besoin, la misère, des vices de régime, des évacuations excessives,
des maladies antérieures, des travaux au dessus des forces, etc.,
sont, suivant Pinel, une condition fâcheuse de développement.
Le tempérament sanguin est surtout cause occasionelle d'après
les recherches comparatives de MM. Andral et Bouillaud (2).

§ IV. *Professions.* M. Louis n'a remarqué que peu ou point
de différences entre les professions très-fatigantes et celles qui

____

(1) *Gazette médicale*, 1833, tom. I, n° 39.
(2) *Clinique médicale de l'hôpital de la Charité*, Paris, 1837, t. I, p. 324 et suiv.

offrent des conditions opposées : des 74 malades que j'ai observés, les mâçons, les domestiques, les journaliers, les tailleurs d'habits, étaient les plus nombreux.

§ V. *Lieux, habitation, acclimatement.* Le défaut d'aération joue ici un rôle important : c'est ainsi que sur 38 cas d'entérite typhoïde, M. Piorry a constaté 35 fois qu'il y avait eu encombrement ou habitation dans un lieu mal aéré (1) : aussi admet-on généralement que la fièvre typhoïde règne surtout dans les grandes villes, les camps, les prisons, les hôpitaux encombrés, les lieux bas et humides, en un mot, partout où existe une grande réunion d'hommes sains ou malades, surtout au milieu d'un air vicié et non renouvelé; mais en établissant le parallèle, sous le rapport de ces causes, entre le typhus et les fièvres typhoïdes, nous aurons occasion de revenir sur ce point.

Ainsi que l'ont remarqué MM. Petit et Serres, l'habitation récente dans une grande ville, dans Paris par exemple, a une grande influence sur le développement de la fièvre entéro-mésentérique : ainsi on a remarqué que, parmi les élèves en médecine, ce sont toujours ceux de première année ou nouvellement arrivés à Paris qui en sont atteints; suivant M. Louis, cette habitation récente dans une grande ville semble presque constamment précéder le développement de la fièvre typhoïde; M. Andral a constaté la même chose, mais il a remarqué aussi que la maladie peut se développer sans cette circonstance (2); M. Chomel a trouvé que, sur 92 cas, il y en avait 64 où les individus étaient à Paris depuis moins de deux années (3); enfin, sur 63 cas, dans lesquels j'ai moi-même noté la durée du séjour à Paris, j'ai trouvé que dans 42 cette durée était au dessous de deux années (4).

(1) *Clinique de l'hôpital de la Pitié*, Paris, 1835, in-8, p. 178.
(2) C'est ce que nous avons nous-même constaté. (Voir l'obs. 52 dans l'appendice.)
(3) *Leçons sur la fièvre typhoïde*, p. 312.
(4) Voy. dans l'appendice les obs. 2, 3, 4, 5, 7, 9, 10, 17, 19, 20, 21, 22, 23, 24,

§ VI. *Saisons, température*. L'insolation, l'impression du froid pendant une chaleur excessive, les impressions délétères d'émanations miasmatiques ou putréfiées, ont encore été regardées comme autant de causes des fièvres typhoïdes (1). Rœderer et Wagler, dans leur description de la maladie muqueuse (qui ne différait point anatomiquement de l'une de celles que nous étudions), ont noté avec soin l'influence de la saison froide et humide. Sur 521 cas de fièvres continues observées à Londres en 1828 et 1829 par le docteur Twœdie, il s'en est trouvé 277 d'octobre à avril, et 244 seulement d'avril à octobre. Il résulte de même des 74 faits que j'ai rapportés que 55 fois la maladie s'est déclarée pendant les trimestres d'automne et d'hiver.

§ VII. *Nourriture*. L'usage des eaux et des alimens de mauvaise qualité, des aromates; les excès de table, ont été regardés comme favorisant le développement de la maladie; il en est de même des alimens grossiers qui laissent beaucoup de résidu lequel irrite les parois intestinales.

On a déjà cité plusieurs fois ce fait de l'auteur anglais Stark qui, voulant apprécier les effets du régime alimentaire, ne vécut pendant environ six semaines que de pommes de terre et d'eau et qui fut pris, au milieu de cette alimentation exclusive et des études anatomiques auxquelles il se livrait avec ardeur, de dothinentérie dont il mourut à l'âge de 29 ans.

L'alimentation insuffisante a donc encore été considérée comme cause productrice de la maladie; mais il en est très-rarement ainsi puisque, sur 115 cas, M. Chomel n'a constaté que 5 fois l'insuffisance ou la mauvaise qualité de l'alimentation; il faut remarquer, d'un autre côté, que les temps de disette et de dé-

26, 29, 30, 33, 34, 35, 36, 37, 38, 41, 43, 45, 48, 47, 53, 55, 56, 57, 58, 60, 61, 64, 66, 67, 68, 70, 71, 74.

(1) Cependant nous manquons de preuves fondées sur la statistique pour établir l'influence des émanations cadavériques sur le développement de la fièvre typhoïde chez les étudians en médecine.

tresse générale agissent tout autant peut-être en mettant le moral des individus dans des conditions défavorables.

§ VIII. *Affections morales , passions.* Les chagrins, bien que, sur 155 cas, M. Chomel n'ait constaté que 4 fois l'influence des affections morales tristes ; les excès dans les plaisirs de l'amour, les veilles, les études opiniâtres et prolongées, les renversemens de fortune, la nostalgie, etc., sont encore des causes fâcheuses de développement. A ces diverses causes, on doit joindre les fatigues qui résultent de travaux physiques immodérés.

§ IX. *Causes spécifiques, contagion.* Faut-il reconnaître aux fièvres typhoïdes le caractère contagieux ? C'est un des points les plus importans de l'histoire de ces maladies, qui semble au premier abord pouvoir être facilement élucidé par l'observation, et qui cependant partage encore actuellement les meilleurs esprits : c'est ainsi que, rejetée par MM. Andral, Bouillaud, Rochoux et la majorité des médecins français, la contagion, dans ces maladies, est défendue avec chaleur par M. Bretonneau, généralement admise à Londres par MM. Elliotson, Twœdie, Marsh, et à Munich par M. Schultz ; si quelques auteurs, en particulier M. Chomel, restent dans le doute sur ce sujet, d'autres, tel que M. Louis, n'en parlent d'aucune façon : dans une question si débattue et en même temps si obscure, exposons avec exactitude et impartialité les argumens pour et contre la contagion.

Grant, De Haen, Sydenham, Stoll, Pringle, Vuzer, Lancisi, Lind, nous ont laissé sur cette question des données importantes, mais qui nous semblent plutôt applicables à l'étiologie du typhus.

On sait que M. Bretonneau est venu tout exprès de Tours à Paris (1) développer devant l'Académie royale de médecine ses

____

(1) En 1829 ; voy. *arch. gén. de médecine*, tom. XXI, p. 57, notice sur la contagion de la dothinentérie.

argumens à l'appui de la contagion de la dothinentérie ; mais bon nombre d'auteurs recommandables rejetèrent les argumens du médecin de Tours. Comment donc la dothinentérie pourrait-elle devenir contagieuse? Les maladies contagieuses, en général , n'ont que les quatre modes suivans de propagation (1) : l'atmosphère, le contact, le frottement et l'application, l'inoculation ou l'insertion. Or, a-t-on vu les fièvres typhoïdes se transmettre exclusivement par un ou plusieurs de ces différens modes ? Quel serait donc ici le mode de transmission de la contagion ? Quelles seraient les circonstances qui la favorisent ? Quelle est la durée de l'incubation ?

Le contact médiat ou immédiat, l'air atmosphérique , tels sont les deux modes de transmission qui semblent le plus favorables ; mais que de faits d'une observation journalière viennent à l'encontre de ces deux suppositions ! et d'abord quel est le médecin qui a vu dans les hôpitaux la maladie se propager aux individus voisins de celui qui en est affecté, aux individus même qui gisent dans le lit où quelquefois peu d'heures auparavant un dothinentérique vient de rendre le dernier soupir ? On a répondu à cela que cette maladie ne survient *peut-être jamais* pendant le cours ou dans la convalescence d'une autre affection aiguë (2), mais voit-on la maladie passer des malades aux médecins, aux élèves en médecine, à ceux qui viennent les visiter, aux gens de service ? Elle n'est donc pas contagieuse dans les hôpitaux. Dira-t-on (3) qu'il en est ainsi à cause de la salubrité et de la grande propreté de nos hôpitaux de Paris et à cause du nombre restreint des malades atteints de fièvre typhoïde qu'on y reçoit, de même qu'on m'observe que peu ou point d'exemples de contagion dans les salles où il n'existe qu'un petit nombre de malades varioleux ,

____

(1) Voy. p. 56 du rapport de M. Dupuytren fait en 1825 à l'Académie des sciences sur la fièvre jaune de Barcelonne.

(2) Grisolle, *Thèse sur l'infection*, 1838.

(3) Chomel, *Leçons sur la fièvre typhoïde*, p. 320 et suiv.

rougeoleux ou scarlatineux? C'est ainsi, dit-on, que des cas de contagion se sont offerts dans les hôpitaux des fiévreux de Londres, d'Edimbourg et de Dublin, toutes les fois que les fiévreux y *étaient réunis en grand nombre*; mais outre qu'il n'est pas prouvé que dans ces établissemens la salubrité et la propreté fussent aussi bien observées que dans les hôpitaux français, est-il bien certain, les médecins anglais ne connaissant pas parfaitement l'altération anatomique des fièvres typhoïdes, qu'il s'agissait réellement alors de ces maladies (1)? N'est-il pas plus vraisemblable, au contraire, qu'on avait sous les yeux des cas de typhus dont les causes de développement existaient alors (l'encombrement)? Dira-t-on encore que si la contagion n'est pas sensible dans les hôpitaux, c'est qu'on n'examine pas assez les malades sous ce rapport? Mais M. Chomel, sur 117 cas, n'en a constaté que *cinq* en faveur de la contagion.

Les fièvres typhoïdes sont-elles davantage contagieuses dans les grandes villes; à Paris, dans les hôtels garnis où, comme en ont été maintes fois les témoins MM. Chomel, Andral et Bouillaud, des élèves en médecine veillent jour et nuit leurs amis malades? Aucunement : à moins qu'on ne dise comme M. Bretonneau (2) « que c'est parce qu'elle (la dothinentérie) s'y montre » (à Paris) sans interruption, que la contagion reste inaperçue » à Paris. » Aucun praticien, cependant, ne croit au caractère contagieux de la dothinentérie dans cette dernière ville : elle est, au contraire, contagieuse à Tours et à Paris suivant MM. Gendron et Bretonneau. Il faut donc nécessairement, comme l'a dit M. Andral, qu'il y ait erreur de la part des médecins de Tours ou de ceux de Paris.

Un autre mode de propagation de la fièvre typhoïde, si elle était contagieuse, serait la viciation atmosphérique due aux émanations des individus qui en sont affectés; mais si MM. Breton-

(1) Chomel, *ibidem*, p. 328 et 333.
(2) *Arch. gén. de médecine*, tom. XXI, p. 63.

rreau dans les environs de Tours, Gendron dans les alentours de
Château-du-Loir (1), Leuret à Nancy, Navières à Saint-Martin-
des-Champs, Ruef à Bishofsheim (Bas-Rhin), ainsi que les médecins de l'École militaire de la Flèche et les auteurs de nombreux
rapports adressés à l'Académie royale de médecine, ont observé
des épidémies de dothinentérie ; si cette maladie semble se propager, dans certaines circonstances, par une contagion spéciale,
modifiée, existant à un faible degré, et par le concours de circonstances encore mal déterminées (2) ; si, dans quelques cas, on
y a vu succomber les parens et les amis qui entouraient des malades, ou qui, arrivant de loin, en étaient pris sitôt leur arrivée
près de ceux-ci ; si, enfin, la maladie, décrite par Rœderer et Wagler, a semblé, dans quelques cas, contagieuse (3), c'est qu'alors,
sans doute, existaient, comme l'a fait remarquer M. Rochoux (4),
la plupart des causes qui développent le typhus, ou bien la maladie était épidémique, sans qu'il fût prouvé qu'elle était contagieuse ; et l'on sait, de reste, combien il est difficile de distinguer
la *contagion* de *l'infection* dans les localités où sévit une maladie sur un grand nombre d'individus à la fois.

On a dit que si les parens, les amis ou les autres personnes qui
entourent les malades atteints de fièvre typhoïde, en sont à l'abri,
c'est qu'ils ont déjà eu cette maladie, dont une première attaque
garantit d'une seconde (Gendron), ou qu'ayant dépassé l'âge
favorable à son invasion, ils ne sont pas aptes à la contracter ;
mais d'abord, il y a des faits qui prouvent que la fièvre typhoïde
peut attaquer plusieurs fois le même individu, et M. Chomel
avoue lui-même qu'il peut en être ainsi, de même que cela a été
observé dans les épidémies de fièvres exanthématiques (variole,
rougeole, scarlatine) ; combien, d'un autre côté, de personnes

____

(1) *Bulletin de l'Académie royale de médecine.* Paris, 1838, tom. II, p. 869.
(2) Chomel, *l.cit*, p. 339.
(3) *De morbo mucoso*, Gœttingue, 1765, p. 54.
(4) *Journ. univ. et hebdomadaire de médecine*, tom. VII, p. 504 et suiv., quelques
réflexions sur le typhus, la dothinentérie, le choléra-morbus et leur contagion.

qui n'ont jamais été atteintes de cette maladie, qui n'ont pas dépassé l'âge apte à la contracter, et qui en sont cependant
exemptes tout en s'y exposant sans réserve auprès de leurs parens
ou amis malades !

Un autre argument, en faveur de la contagion de la dothinentérie, repose sur sa ressemblance avec la variole, sur la simili-
tude de la nature de l'éruption dans ces deux maladies (Bretonneau et ses élèves), avec cette différence, cependant, que, dans
la variole, l'éruption est à l'extérieur, tandis que, dans la dothinentérie, elle a lieu sur la muqueuse intestinale ou peau rentrée ; mais cette comparaison de l'éruption intestinale, dans la
fièvre typhoïde avec l'éruption variolique, comparaison déjà faite
par MM. Petit et Serres, et, avant eux, par Lecat (1), repose
peut-être plutôt sur la *forme* que sur la *nature* de l'éruption
dans les deux cas ; puisque, comme l'a fort bien établi M. Rochoux, il y a, dans la variole, formation de pustules, dans la
dothinentérie, au contraire, *simple engorgement inflammatoire des follicules.* Ce qui établit, du reste, une différence ca-
pitale entre ces deux maladies, c'est que la dothinentérie n'a pas,
comme la variole, son moyen *spécifique, préservatif.*

On a prétendu, les partisans de la contagion eux-mêmes, qu'il
faut une *prédisposition* pour être atteint de fièvre typhoïde,
puisque l'on ne tombe pas malade, par cela seul qu'on s'y ex-
pose (2) ; mais les non-contagionistes répondront que cette prédisposition à recevoir l'influence de la contagion n'est que la prédisposition à contracter la maladie elle-même, et qu'il faut
admettre une prédisposition pour toutes les maladies.

On pourrait, enfin, soutenir que la fièvre typhoïde est contagieuse en la considérant comme étant de même nature que le typhus ; or, l'identité de nature de ces deux maladies n'étant nulle-

(1) *Recueil d'obs. de médecine*, tom. I, par Richard de Hautesierch. Citation de
MM. Petit et Serres.

(2) *De entero-mesenteritide contagiosá,* auctore Car. hen. Schultz, Monachii,
1831.

ment prouvée, ainsi que nous le verrons plus bas, cet argument ainsi présenté est un véritable cercle vicieux. Attendons donc de nouvelles recherches et de nouvelles preuves pour établir la contagion de la fièvre typhoïde; disons, toutefois, que de ce qui précède ressortent des données importantes à l'appui des analogies qui peuvent exister, sous le rapport des causes, entre le typhus et les fièvres typhoïdes.

Chapitre II. *Symptômes des fièvres typhoïdes.*

Pour faire l'exposition des symptômes des fièvres typhoïdes, on peut considérer ces symptômes en eux-mêmes en quelque sorte, c'est-à-dire en tant qu'ils représentent le trouble de telle ou telle fonction, la lésion de tel ou tel appareil d'organes; on peut, en outre, les décrire dans l'ordre de leur apparition ou succession, en suivant, en un mot, leurs diverses périodes. Nous les étudierons sous ce double point de vue.

Article I. Exposition des symptômes des fièvres typhoïdes dans les diverses périodes de ces maladies.

Afin de mieux établir les rapports qui peuvent exister entre le typhus et les fièvres typhoïdes, relativement aux symptômes, nous distinguerons ici plusieurs périodes : celles, 1° d'invasion, 2° période (le plus souvent inflammatoire), 3° de prostration ou de délire (adynamie ou ataxie), 4° de décroissance ou d'augmentation, 5° de convalescence. Du reste, nous sommes loin d'admettre que la maladie suit invariablement, dans sa marche, les périodes que nous venons d'indiquer, et il y a à faire en cela, avec le typhus qu'Hildenbrand a désigné sous le nom *d'irrégulier*, un rapprochement qui ne peut échapper.

1re période : *Prodromes, invasion, début.* L'invasion de la maladie peut être subite ou avoir lieu avec préludes ou symptômes précurseurs; elle s'annonce ordinairement au milieu de l'apparence d'une santé parfaite, par de la céphalalgie, une faiblesse musculaire considérable, une lassitude générale et spontanée, des douleurs vagues dans les membres, et un sentiment de pesanteur générale, l'inappétence, le dérangement des digestions, quelquefois de la constipation, le plus souvent de la diarrhée, des bâillemens, de l'agitation ou de la morosité, de l'inquiétude, rarement des pressentimens sinistres, quelquefois des syncopes, des épistaxis; en un mot, ce qui caractérise l'invasion des fièvres typhoïdes, c'est une altération telle des forces musculaires, que les sujets peuvent à peine se tenir sur leurs jambes, et la réunion des symptômes que Schrœder et M. Double (1) ont si bien décrits sous le nom d'imminence des maladies et des fièvres en particulier.

2ᵉ période. *Inflammatoire* (2). Cette période, dont la durée est le plus communément d'un septenaire, est caractérisée par les symptômes qui suivent : mouvement fébrile, céphalalgie sus-orbitaire, altération des traits de la face qui portent l'empreinte de la stupeur, prostration générale, diarrhée, météorisme, sensibilité du ventre à la pression dans la région iliaque droite, épistaxis, éruption de taches rosées typhoïdes qu'on n'observe le plus ordinairement que dans la période suivante ; hébétude, coucher en supination ; langue humide et jaunâtre dans son milieu, ou naturelle ou rouge à son pourtour, ou collante ; toux petite, gastrique (comme on l'a encore appelée avec juste raison), sans expectoration ; râle muqueux à l'auscultation ; chaleur de la peau sèche et mordicante ; œil terne, répugnance au mouvement ; la douleur, qui résulte de la pression exercée dans la fosse iliaque droite entre l'épine antérieure et supérieure de l'os des îles et l'ombilic, se manifeste par des plaintes, une rétraction spasmodique des lèvres et des ailes du nez, et une expression de douleur répandue sur toute la physionomie.

---

(1) *Journ. gén. de la soc. de médecine de Paris*, rédigé par Sédillot, tom. II, p. 425.

(2) Au lieu de la forme *inflammatoire*, c'est quelquefois la forme *bilieuse* ou *muqueuse* qui prédomine dans cette période.

3ᵉ période. *De prostration ou de délire, d'adynamie ou
d'ataxie.* On observe ordinairement alors l'exagération des symptômes de la période précédente, une éruption de taches roses,
lenticulaires, formant une légère saillie au dessus de la peau, et
apparaissant du septième au vingtième jour, principalement sur
la partie abdominale, le thorax et le col; quelquefois des éruptions de nature différente, telles que des sudamina, des pétéchies;
une tendance gangréneuse, des ulcérations et excoriations de la
peau, soit accidentelles, soit produites par les épispastiques; la
teinte générale de la face plus terne ou plus terreuse; la langue
sèche et fuligineuse, de la dysphagie, des évacuations alvines involontaires, du météorisme, l'hémorrhagie intestinale, de la surdité, de la somnolence; tantôt la maladie revêt plus particulièrement la forme adynamique ou de prostration, c'est-à-dire que
les sujets sont frappés de prostration, tombent comme une masse
inerte lorsqu'ils ont été assis, qu'il y a lenteur dans la parole,
état comateux qui a des nuances diverses, rêvasseries ou rêves
pénibles, indifférence du malade pour ses proches et tous ce qui
l'environne, etc.; tantôt c'est la forme délirante ou ataxique
qui a lieu, et alors on observe de la carphologie, des mouvemens
convulsifs divers, des réponses nulles ou brèves et par monosyl-
labes, des cris, des vociférations; un délire variable par son intensité, les heures où on l'observe, et les objets sur lesquels il
porte, etc.; tantôt, enfin, les symptômes adynamiques et ataxiques peuvent alterner, et sont le plus souvent combinés.

4ᵉ période. *De rémission ou d'augmentation.* Les symptômes de cette période varient suivant que la maladie marche vers
la guérison ou une terminaison fatale. Dans le premier cas, le
coma cesse, l'aspect de la physionomie devient meilleur, le malade répond plus facilement et promptement, la fièvre ne revient
plus le soir par paroxysmes qui finissent par disparaître complétement, la bouche s'humecte, l'appétit se fait sentir, les évacuations ne sont plus involontaires, la peau perd de sa sécheresse;

  ANALOGIES ET DIFFÉRENCES

enfin, on observe plusieurs phénomènes critiques que nous signalerons en parlant des terminaisons des fièvres typhoïdes. Lorsque la mort doit survenir, l'altération des traits et la stupeur augmentent ; le malade exhale une odeur de souris ; la chaleur abandonne les extrémités pour se concentrer au tronc ; le pouls devient faible, vermiculaire ; la respiration s'embarrasse ; la face devient *hppocratique*, et la mort est souvent due à une péritonite sur-aiguë, causée par une perforation de l'intestin.

5ᵉ période. *Convalescence.* Le rétablissement est lent et progressif, la figure s'anime peu à peu, mais conserve quelquefois assez longtemps un air d'étonnement, les forces augmentent, la diarrhée persiste ordinairement, les rechutes sont faciles, les paroxysmes de la fièvre s'éloignent, le pouls offre quelquefois une lenteur et des irrégularités remarquables, la surdité peut persister, le malade reste parfois dans un état de manie ; souvent le marasme se prolonge, les membres inférieurs sont infiltrés, et la mort peut survenir par épuisement, par la persistance de la diarrhée ou des ulcérations gangréneuses, par des erreurs de régime, ou par diverses complications que nous indiquerons plus loin.

ARTICLE II. Exposition des symptômes des fièvres typhoïdes dans leurs rapports avec les diverses fonctions.

§ Iᵉʳ. *Symptômes fournis par l'appareil de la digestion.* — Langue rouge à son pourtour, sèche à la pointe et au centre, encroûtée et brunâtre, épaissie, fendillée, recouverte, ainsi que la bouche et l'arrière-bouche, d'enduits divers que nous indiquerons en parlant de l'anatomie pathologique (dans le chapitre 4) ; augmentation de la soif, inappétence, nausées, excitations, haleine fétide ; vomissemens (dans la moitié des cas d'après M. Louis) de matières bilieuses, fades, amères, verdâtres ; dysphagie, soit par affaiblissement de la contraction musculaire, soit par altération de l'épiglotte, soit par inflammation ulcérative de l'arrière-bouche, du pharynx et de l'œsophage, soit par la pré-

sence d'un mucus desséché à la base de la langue et dans le pharynx (Chomel); quelquefois, dans la déglutition, les boissons tombent dans l'estomac, comme dans un vase inerte, avec bruit, et
sont rendues par vomissement, ce qui est d'un mauvais pronostic
(Double); douleurs épigastriques inconstantes; ventre quelquefois
indolent, le plus ordinairement douloureux dans la région iliaque
droite où la pression excite en outre une sorte de gargouillement ;
dans le cas de perforation intestinale, les symptômes ordinaires
de la péritonite peuvent manquer, mais alors il y a prostration
subite et changement dans la forme du ventre qui devient bal-
lonné ; décomposition des traits, quelquefois douleur vive et dé-
chirante, ordinairement constipation, les malades redoutent le
moindre déplacement (Louis) ; on observe très-souvent du météorisme qui peut aller jusqu'à la tympanite et est plus grave
lorsqu'il apparaît vers la fin de la maladie; il peut y avoir pendant tout le cours de la maladie, et il y a ordinairement diarrhée involontaire, variable par le nombre et la nature des selles;
l'hémorrhagie intestinale peut être suivie d'un affaissement rapide et de la mort (je renvoie, pour les autres symptômes appartenant à la digestion, et qui ne sont point notés ici, et surtout
pour les matières intestinales, aux altérations du tube digestif,
chapitre 4e).

§ II. *Symptômes fournis par la respiration.* Toux petite, gastrique comme on l'a encore appelée; crachats rares,
transparens, filans, visqueux, muqueux, sanguinolens; le sang
qu'ils contiennent peut provenir d'hémoptysie, d'épistaxis ou de
pneumonie ; en pratiquant l'auscultation, on entend un râle muqueux, *sui generis,* intermédiaire entre le râle crépitant de la
pneumonie et le râle sibilant du catarrhe. Ce râle, qui a surtout
lieu du 5e au 8e jour après l'invasion, semble indiquer une congestion de la muqueuse pulmonaire. Il y a souvent pneumonie
qui peut être latente ou s'écarter de sa marche ordinaire, d'où
la nécessité d'ausculter les malades à plusieurs reprises. La phthi-

sie pulmonaire survient quelquefois dans la convalescence, pour peu qu'il y ait prédisposition (Andral).

§ III. *Symptômes appartenant à la circulation.* Rien de plus variable que l'état du pouls dans les fièvres typhoïdes, suivant qu'on l'examine, au commencement ou aux dernières périodes de la maladie; il est quelquefois, dès le début, plein et fort; mais il devient ensuite de plus en plus rare et faible, dépressible, ondulant, présentant aux doigts qui l'explorent un tremblement et une sensation particulière; sa fréquence peut varier de 80 à 95, à 100, à 120, à 130, à 140 et même 150 pulsations par minute, cas dans lequel on doit porter un pronostic grave; sa lenteur a été observée par Galien, Werlhof, Gleghorn, Ferrein, Sarcone, De Haen, Bouillaud; il a été trouvé aussi redoublé, rebondissant, saccadé; enfin, son intermittence a été constatée par un grand nombre d'auteurs, par Horstius, Double et d'autres observateurs modernes. Tels sont les principaux phénomènes morbides fournis par la circulation. Quant à l'état du sang, je renvoie à ce qui en sera dit en parlant des altérations des liquides (chapitre 4).

§ IV. *Symptômes relatifs aux fonctions de nutrition et de sécrétions.* Amaigrissement rapide; frisson alternant quelquefois avec une chaleur forte et brûlante; refroidissement ordinairement partiel, général dans un cas où il précéda la mort de trois jours (Andral); sueur supprimée, ou peu abondante et exhalant une odeur acide, ou plus ou moins copieuse après le redoublement du soir ou bien pendant le sommeil (Louis); parotides, surtout dans la dernière période; épistaxis survenant au début (Hippocrate), au milieu ou à la fin de la maladie; quelquefois excrétion involontaire des selles et des urines par relâchement des sphincters de la vessie et de l'anus; d'autres fois il y a rétention d'urine, la vessie se laisse distendre énormément. Ce serait ici le lieu de parler de plusieurs autres phénomènes morbides, tels que les taches et éruptions diverses de la peau, la gangrène et les ulcérations, les altérations de la sueur, du mucus, de la bile ; mais nous nous en occuperons en parlant de l'anatomie pathologique (chap. 4).

§ V. *Symptômes relatifs aux fonctions de relation*. A ces symptômes, qui comprennent exactement ceux décrits par Stoll et les auteurs plus anciens que lui sous le nom de symptômes de *putridité* et de *malignité*, on doit rapporter les suivans : céphalalgie surtout au début, douleurs dans les membres, teint pâle ou plombé, éblouissemens, stupeur ; yeux rouges, cuisans et douloureux ; bourdonnemens, douleurs d'oreille, surdité ; quelquefois horreur de l'eau, prostration, décubitus en supination ; les autres symptômes varient suivant que le maladie revêt la forme *adynamique* ou la forme *ataxique* ; la forme adynamique est très fréquente ; je l'ai observée 42 fois sur les 74 cas que j'ai rapportés ; 11 fois seulement la maladie avait revêtu la forme ataxique ; dans 21 cas, enfin, les symptômes adynamiques et ataxiques ont été réunis ou ont alterné.

CHAPITRE III. *Marche et durée, pronostic, complications, crises et terminaisons des fièvres typhoïdes.*

§ Ier. *Marche et durée des fièvres typhoïdes*. Sans tenir compte de la division adoptée par Forestus qui appelait *febris perperacuta* toute fièvre suivie de mort au bout du 3e ou 4e jour, *peracuta* la fièvre mortelle au 7e jour, *acuta* celle qui se terminait au 14e ou au 20e jour, *tropica* celle qui durait de 20 à 40 jours, enfin *chronica* celle qui se prolongeait au delà de 40 jours, nous dirons avec Pinel que la durée des fièvres typhoïdes ou adynamiques et ataxiques va ordinairement jusqu'au 2e, 3e, 4e septénaire et même au-delà.

D'après M. Bretonneau, l'éruption intestinale qui constitue la dothinentérie aurait dans sa marche et sa durée des périodes invariables : ainsi, suivant lui, la cicatrisation des ulcères intestinaux n'est définitive et complète qu'au 40ᵉ, ou 50ᵉ et même au 70ᵉ jours ; mais quelques auteurs ayant vu le retour à la santé avoir lieu du 7ᵉ au 9ᵉ jour, du 7ᵉ au 50ᵉ jour, et ayant remarqué d'un autre côté, que la mort peut survenir le 5ᵉ, le 60ᵉ, ou même le 80ᵉ jour, pensent que cette invariabilité dans la marche et la durée de la dothinentérie ne peut s'appliquer qu'à la masse des faits (Andral).

J'ai trouvé que, sur 63 des 74 cas des fièvres typhoïdes que j'ai rapportés, la durée moyenne a été de 38 jours 8/63. Maintenant la durée de ces maladies varie-t-elle suivant la forme symptomatique qu'elles revêtent ? dans les 63 observations que je viens d'indiquer il y a eu :

35 fois fièvre adynamique et durée moyenne 40 jours 7/35 ;
9 fois fièvre ataxique : durée moyenne   30 jours 8/9 ;
19 fois les symptômes adynamiques et ataxi-
—— ques ont alterné ou ont été réunis :
63   durée moyenne   38 jours 4/19 ;

Il résulte donc delà que la forme adynamique est celle qui dure le plus long-temps : ce qu'avait déjà vu Pinel, puisque, suivant lui, la durée de la fièvre adynamique est de 7 à 40 jours, celle de la fièvre ataxique de 14 à 28.

§ II. *Pronostic des fièvres typhoïdes*. Le pronostic est en général grave puisque, sur 147 individus qui en sont atteints, il en meurt 47, ce qui fait 1 sur 3 environ (Chomel) : mais on conçoit que ce pronostic doit infiniment varier suivant l'âge et le sexe des individus atteints, la forme de la maladie, ses diverses périodes, la saison, le traitement et quelques symptômes-prédominans.

M. Louis a trouvé 23 ans pour terme moyen de l'âge de ceux qui guérissent : d'où il a conclu « que le jeune âge, condition la plus forte pour le développement de la maladie, offre le plus de

» chances de succès (1). » La même conséquence semble ressortir
des faits que j'ai placés dans l'appendice puisque sur les 25 malades qui ont guéri, 3 seulement avaient passé l'âge de 30 ans
(obs. 28, 29, 60) : mais sans doute aussi le grand nombre de
guérisons dans le jeune âge est proportionnel au grand nombre
des sujets affectés à cette époque de la vie. Les recherches du
docteur Twœdie ont, sous ce rapport, tout-à-fait confirmé celles
de M. Louis, puisqu'il a trouvé que la moyenne de la mortalité
est de 1 malade sur 9 de 15 à 25 ans, en masse de 1 malade sur
6 pour les autres âges, et de 7 sur 11 au-delà de 60 ans (2).

Le docteur Twœdie a trouvé que la mortalité a été la même
pour les individus de l'un et l'autre sexe, puisque sur 521 sujets
atteints de fièvres continues il y a eu

227 hommes dont morts 32 1/7 ;
294 femmes dont mortes 41 1/7 ;
───────
521.

M. Chomel a trouvé également funeste la maladie dans les
2 sexes.

Le pronostic varie-t-il encore dans ces maladies suivant que
les formes *adynamique* et *ataxique* existent seules ou sont réunies ? Sur les 74 cas que j'ai observés il y a eu :

42 fois adynamie seulement, et 26 fois mort ; mortalité près
   des deux tiers ;

11 fois ataxie seulement et 8 morts : mortalité plus des
   deux tiers.

21 fois adynamie et ataxie successivement ou alternative-
─── ment et 15 morts : mortalité plus des 2/3.
74

Il semble résulter de là que le pronostic est plus grave pour la

(1) Loc. cit., tom. II, p. 450.
(2) *Recherches cliniques sur la fièvre et les cas observés à l'hôpital des fiévreux à
Londres,* 1830, in-8.

fièvre ataxique que pour le cas de fièvre adynamique, ce qu'avait dit M. Bretonneau.

La mort survient rarement dans la 1ʳᵉ période (période inflammatoire); sur 42 cas (Chomel) il y a eu 9 fois mort dans la 2ᵉ période (période de prostration ou de délire), 32 fois mort dans la 3ᵉ période (période de rémission ou d'augmentation) : la maladie est donc plus grave dans la 3ᵉ période que dans les autres.

Le pronostic serait plus grave dans la saison chaude que pendant la saison froide, d'après le docteur Twœdie, qui, sur 521 cas de fièvres continues, en a observé d'octobre à avril 277 dont 32 1/8 se sont terminées par la mort, d'avril à octobre 244 dont 41 1/6 se sont également terminées d'une manière funeste. Le résultat auquel je suis arrivé n'est pas le même, puisque, sur les 74 cas que je rapporte, il y a eu 37 fois mort dans 55 cas où la maladie s'est déclarée en automne et en hiver (mortalité 2/3), 11 fois mort dans 19 cas où la maladie a eu lieu pendant le printemps ou l'été (mortalité un peu au dessous des 2/3) : mais ces recherches demandent à être répétées sur une plus grande échelle.

Un grand nombre de circonstances, d'accidens ou de complications, pourront encore aggraver le pronostic : tels sont principalement les affections morales fâcheuses, l'invasion subite et sans préludes de la maladie, le délire fort ou furieux dès le début, les évacuations involontaires, un coma très-intense et permanent, les hémorrhagies intestinales, la surdité qui se montre dès le début, les eschares gangréneuses au sacrum, la grande élévation du pouls, son ralentissement après avoir été très-fréquent, la perforation intestinale et la péritonite qui en résulte, l'érysipèle au visage, un météorisme considérable dès le commencement de la maladie (Hippocrate), le resserrement continuel du ventre (Double), les spasmes et l'exsudation couenneuse blanchâtre de la langue (Louis); des selles excessives, noires, livides, infectes, rendues avec ténesme, à l'insu du malade (Double); des urines noires et rendues involontairement (Huxham, Double); un hoquet continu ; des gangrènes partielles (Sarcone, Rœderer et Wagler, Huxham, Callisen, Storck, Double); une odeur de souris ou cadavéreuse qui précède souvent la mort (Méibomius, Double); enfin diverses complications que nous allons maintenant indiquer.

§ III. *Complications des fièvres typhoïdes.* Les principales complications des fièvres typhoïdes sont, outre quelques accidens que nous venons d'indiquer en parlant des circonstances qui influent sur la gravité du pronostic, la bronchite, la pneumonie et la pleurésie; il y a eu 12 fois pneumonie dans les 48 cas de mort que j'ai observés, et M. Louis l'a constatée dans un peu plus du tiers des cas : elle présente ce caractère particulier qu'elle manque souvent des caractères pathognomoniques qui la distinguent lorsqu'elle est idiopathique.

Les autres complications des fièvres typhoïdes sont l'inflammation du larynx et de l'épiglotte, des abcès en différens endroits du corps, la perforation intestinale et la péritonite qui s'ensuit, l'épistaxis, les parotides, la gangrène et les ulcérations, la surdité, la rétention d'urine, les vers, le météorisme, et, d'après les auteurs, les fièvres intermittentes, d'où la fièvre *intermittente-adynamique*, rare dans nos climats, survenant surtout dans l'automne et au commencement de l'hiver, affectant le plus souvent le type quarte, attaquant de préférence les sujets affaiblis par des maladies antérieures, soumis à des émanations délétères, les femmes débiles et les vieillards usés; d'où encore, toujours d'après les auteurs, la fièvre *intermittente-ataxique*, qui peut être bénigne, sporadique, attaquant les sujets irritables, ou *pernicieuse* et *épidémique* et se subdivise en plusieurs espèces qu'on a appelées *vaporeuse, délirante, convulsive*, etc.

§ IV. *Crises et terminaisons des fièvres typhoïdes.* On peut rapporter à trois principales les terminaisons de fièvres typhoïdes.

4

A. *La guérison.* C'est alors qu'on observe plus ou moins long-temps un affaiblissement général, quelquefois la surdité, la perte de la mémoire, en un mot, tous les symptômes que nous avons signalés en parlant de la période de la convalescence. C'es t dans ces cas que les auteurs ont indiqué comme *critiques* un grand nombre de phénomènes qui n'annoncent cependant pas toujours une terminaison heureuse, qui sont peut-être un effet de la guérison plutôt qu'ils ne la déterminent et dont les principaux sont les suivans : une sueur générale chaude et abondante, la diarrhée, l'éruption miliaire, l'urine abondante avec sédiment grisâtre et pulvérulent, les parotides au déclin de la maladie (Rivière, Sarcone, Double); le ptyalisme (Willis, Double); des abcès dans différentes régions du corps (Werlhoff, Callisen, Huxham, Sarcone, Rœderer et Wagler, Double, Chomel); c'est ce qui a eu lieu dans l'obs. n° 5, où la guérison a coïncidé avec une éruption de furoncles à la paroi abdominale; des mucosités chaudes et épaisses rendues par les narines (Double); etc.

B. *La mort.* Cette terminaison qui n'est malheureusement que trop fréquente, peut survenir de différentes manières : 1° promptement et primitivement en quelque sorte, et alors la maladie tue par son influence sur les centres neveux, par excès de douleur, en détruisant la fonction innervatrice (Dupuytren, Broussais); 2° lentement et tardivement par es altérations secondaires du système nerveux, du sang et des autres liquides; 8° par l'effet d'une autre maladie ou d'une complication telle que l'encéphalite, la pneumonie, l'érysipèle à la face (Chomel), une pleurésie liée à l'existence de tubercules (obs. 23 ; une péritonite sur-aiguë consécutive à la perforation intestinale qui est toujours à craindre parce qu'elle peut avoir lieu lors même qu'il n'y a qu'une seule ulcération dans l'intestin (Chomel, Cruveilhier); l'épistaxis dont le sang tombe dans le canal intestinal (obs. 47); l'hémorrhagie intestinale qui peut provenir de la chute des eschares intestinales, de l'irritation hémorrhagique de la muqueuse intestinale (Marandel), de la putridité ou altération secondaire du sang, de l'infiltration sanguine de la muqueuse intestinale (Chomel) ; 4° enfin la mort peut survenir, lorsque la maladie se prolonge indéfiniment et que les ulcères de l'intestin ne se cicatrisent pas, par épuisement et inanition.

C. La maladie peut passer à l'état chronique en ce sens que l'issue en est incertaine et que ce sont les circonstances ultérieures qui décident de la terminaison : l'obs. 35 nous offre un cas de ce genre où la maladie a fini par guérir ; nous voyons, au contraire, dans l'obs. 23 le malade emporté par une récidive et une complication après 4 mois de durée de la maladie ; d'après M. Andral, l'exanthème intestinal peut aussi exister à l'état chronique, chez les phthisiques, par exemple ; mais alors les symptômes sont les mêmes que ceux de l'entérite chronique.

CHAPITRE IV. *Anatomie pathologique des fièvres typhoïdes.*

L'anatomie pathologique des fièvres typhoïdes comprend les altérations des organes et celles des liquides qu'on observe pendant le cours de ces maladies et sur le cadavre.

SECTION Iʳᵉ. *Altérations des organes dans les fièvres typhoïdes.*

Nous passerons successivement en revue les altérations des organes de la digestion, de la respiration, de la circulation, de l'innervation, de la locomotion, des sécrétions, et en dernier lieu les altérations que présentent la peau et l'habitude extérieure en général.

ARTICLE Iᵉʳ. Altérations du conduit digestif.

Les lésions du canal intestinal, dans les fièvres typhoïdes, jouent, d'après beaucoup d'auteurs, un rôle si important, qu'une condition indispensable pour en faire une exacte appréciation est de bien connaître l'aspect que présente la muqueuse digestive dans l'état normal, et quelques altérations cadavériques

qu'il faut éviter de confondre avec ses véritables lésions patholo-
giques.

Ces lésions ont été observées à des époques très-éloignées de la
nôtre ; ainsi, il y a déjà long-temps que Théophile Bonet a dit :
*Anatome eorum qui febre malignâ extincti sunt docet ven-
triculum cum intestinis inflammari.* Van Swiéten range (1)
parmi les effets fébriles qui peuvent amener la mort, *ulcera
aphthosa in primis viis.*

Morgagni reconnaît (2) qu'un grand nombre de faits semblent
établir que, dans les fièvres malignes, il y a quelque *gangrène
intérieure...* Et il dit que Joseph Lanzonus a trouvé, entre autres lésions, sur les cadavres d'individus morts, en 1729, d'une
fièvre maligne épidémique, *quelques taches livides dans les
tuniques mêmes des intestins.* Il est vrai de dire que, dans
l'une des lettres suivantes (3), cet auteur dit que ces lésions sont
peut-être plutôt *l'effet* que la *cause* de ces fièvres ; du reste,
c'est surtout dans sa trente-unième lettre (alin. 15 et 16), qu'il
établit très-bien que les ulcérations et le développement des follicules de la fin de l'intestin grêle ont été observés par Brunner et
autres auteurs.

La plupart de ces lésions ont été surtout bien décrites par Rœderer et Wagler lors de la fièvre muqueuse épidémique qu'ils
observèrent à Gœttingue de 1760 à 1762 ; on peut lire dans l'ouvrage qu'ils ont publié (4), et notamment pages 57, 332 et 337,
plusieurs passages qui prouvent, avec la dernière évidence, que
ces auteurs ont observé les formes les plus remarquables de ces
altérations décrites avec tant de soin dans ces derniers temps.

Ces altérations ont encore été bien notées par Sarcone dans l'é-
pidémie qui régna à Naples en 1764 ; elles existaient sans aucun

(1) *Commentaire de l'aphorisme* 594, de Boerhaave.
(2) Epist. XLIX, art. 35.
(3) Epist. LXVIII, art. 3.
(4) De *morbo mucoso* liber singularis, Gœttingue, 1765.

doute dans la fièvre *pétéchiale* qui ravagea Gênes en 1799 et 1800, et dont la description a été faite par Rasori.

L'ouvrage de Prost a puissamment contribué à la nouvelle direction suivie dans l'étude des altérations des fièvres graves ; on sait que, sur 200 sujets succombés dans le cours de fièvres ataxiques, il assura avoir *constamment* trouvé la muqueuse intestinale *enflammée* ; et, bien qu'on lui ait reproché de n'avoir point assez distingué la rougeur *inflammatoire* de la rougeur *cadavérique*, on peut dire que le livre de Prost a marqué une grande époque (1).

MM. Petit et Serres, dans la monographie qu'ils ont publiée en 1813, sous le titre de fièvre entéro-mésentérique, ont parfaitement bien décrit les altérations du tube digestif dont ils ont distingué plusieurs formes ou espèces ; cet ouvrage est sans contredit le plus remarquable qui ait été publié sur cette matière ; on y voit énoncé clairement de quelle manière la maladie *locale, isolée, dans l'origine*, peut *secondairement* entraîner un trouble général dans l'organisme ; c'est depuis cette époque qu'on a proposé un grand nombre de dénominations, telles que *dothinentérie, exanthème intestinal, entérite folliculeuse, iléodiclidite, affection des glandes* de Peyer, etc., etc., toutes dénominations plus ou moins heureuses pour rappeler le caractère des lésions propres à la fièvre entéro-mésentérique.

L'inflammation aiguë du conduit digestif est regardée comme *constante* par M. Broussais, qui ne distingue point cette inflammation quant à ses effets, suivant qu'elle siége dans les villosités ou les cryptes de la muqueuse : nous aurons à revenir dans le chapitre suivant, sur l'heureuse impulsion imprimée à la pyréthologie depuis la doctrine du célèbre auteur du *Traité des phlegmasies chroniques.*

M. Bretonneau est parvenu, par une étude attentive et minutieuse, à faire connaître la marche et le développement de ces

---

(1) *La médecine éclairée par l'observation et l'ouverture des corps, Paris, 1804.*

lésions, depuis le cinquième jour jusqu'au quarantième inclusivement ; il est porté à conclure, d'après cet examen, que le cœcum est le centre de propagation de l'éruption dothinentérique (1) ; ce qu'avaient déjà vu MM. Petit et Serres (2).

Beaucoup d'autres personnes se sont encore occupées des lésions du canal intestinal dans les fièvres typhoïdes : telles sont MM. Andral, Bouillaud, Louis, Chomel, Rayer, qui a proposé le nom de *papules* pour l'éruption pustuleuse qui constitue la dothinentérie de M. Bretonneau (3), Scoutetten, qui a heureusement distingué l'entérite en *villeuse* et *folliculeuse* (4), Hutin, Billard, Roche, etc.; nous parlerons de leurs travaux à mesure que nous avancerons dans ces recherches.

Passons maintenant à l'exposition des altérations présentées par les différentes portions du canal alimentaire.

§ Ier. *Altérations présentées par la langue et la bouche.* — Les changemens qui surviennent dans ces parties varient beaucoup, suivant l'espèce et la période de la maladie.

La langue est ordinairement sèche, noire, effilée, brunâtre, rouge sur ses bords, racornie, couverte de fuliginosités ou d'exhalation sanguinolente, présentant des ulcérations qui ne sont sans doute souvent que des exagérations des plis naturels de cet organe. Galien avait déjà remarqué que la langue *noire* indique une fièvre *ardente* (5). Mais c'est surtout par Rœderer et Wagler que ces divers états ont été bien notés : « Lingua indè à tertiâ
» die alba, sicca, aspera, squalida, cum maculâ fuscâ ad radi-
» cem, sensim ad apicem et limbos ruberrima, dorso sicco, fusco,
» nigro ; post dies novem humida, muco flavescente abducta,
» sordida, cum sulcis profundis ; crisi factâ, pallidior, humida,

(1) *Arch. gén. de médecine*, 1825?
(2) Ouvr. cité, p. 143.
(3) *Dict. de médecine*, 1re éd., art. gastro-entérite.
(4) *Journ. comp. des sciences médicales*, tom. XXIX.
(5) *Loc. affect.*, lib. 4, ch. 3, p. 6 B.

» pura fit; in aliis sub soporibus primùm quidem humida, lata-
» alba, cum maculâ fuscâ, muco squalida, sensim verò tremula-
» sicca, fusca, globosa, ultrà dentes siccos, squalidos, fuscos-
» exseri nequit (1). »

Les lèvres, les dents et l'intérieur de la bouche présentent ordinairement le même aspect que la langue : ainsi, la muqueuse
buccale est d'abord sèche ou enduite d'une mucosité visqueuse
collante, les aphthes ont été fréquemment observées. Les dents sont
recouvertes de fuliginosités comme la langue.

Il paraît probable que l'enduit variable des dents, des gencives, de la langue et des lèvres est dû à un mucus épaissi et desséché par le contact de l'air, et il ne faut pas perdre de vue, à cet
égard, la facilité et la promptitude avec lesquelles la langue se
sèche chez les individus qui ont la bouche ouverte en dormant ;
il peut se faire encore que cet enduit soit formé par le sang exsudé des crevasses de la langue et des lèvres ; mais l'observation
de Fordyce, qui a vu dans cette croûte, en l'examinant au microscope, une foule de grains pédiculés correspondant chacun à
un follicule muqueux duquel sortait leur pédicule, semble donner plus de poids à la première opinion.

§ II. *Altérations du pharynx, de l'œsophage, de l'estomac et du duodénum.* — On a observé des ulcérations au pharynx et à l'œsophage, mais seulement dans un sixième des cas,
tandis qu'on n'en rencontre point chez les sujets qui ont succombé
dans le cours d'autres maladies (Louis, Scoutetten, Baillie,
Bonet, Portal).

Les lésions de l'estomac ne sont ni caractéristiques ni constantes, et la muqueuse gastrique a été trouvée saine dans les deux
tiers des cas par M. Louis. Ces altérations portent 1° *sur sa couleur* qui a été vue jaune (à cause de la présence de la bile),
rouge, bleu d'ardoise (dans le cas de gastrite chronique). 2° *Sur*

____

(1) De morbo mucoso, p. 127.

sa consistance ; la muqueuse a été trouvée ramollie 14 fois sur 42 cas, d'après M. Chomel, 14 fois sur 46 cas, d'après M. Louis, 18 fois sur 49 cas d'après mes propres recherches (1). Je ne l'ai vue qu'une seule fois frappée de gangrène (observation 49), une seule fois ulcérée (observation 14) sur 49 cas. M. Louis l'a rencontrée 4 fois ulcérée sur 46 cas. 3° *Sur son épaisseur;* elle est tantôt épaissie et tantôt amincie, suivant la diminution ou l'augmentation de capacité de l'estomac. M. Louis, sur 46 cas, a constaté 13 fois l'état mamelonné de la muqueuse ; je ne l'ai trouvé que 2 fois mamelonnée (observations 12, 15) sur 49 cas.

La muqueuse du duodénum est encore plus rarement affectée : sur 22 sujets, M. Louis l'a trouvée rose ou rouge 4 fois, grisâtre 2 fois, ramollie 3 fois, offrant un développement remarquable des cryptes dans sa portion valvulaire 3 fois, présentant 2 fois de petites ulcérations peu profondes. M. Louis a conclu que les altérations du duodénum, dans l'affection typhoïde, ne semblent point différer de ce qu'elles sont dans les autres maladies.

§ III⁶. *Altération de l'intestin grêle.* — Cette partie du conduit digestif est le plus fréquemment altérée, dans ses quatre cinquièmes inférieurs surtout ; et il est digne de remarque que toutes les explications qu'on a données du siége, de la fréquence et de la gravité de cette altération sont fondées sur la considération du séjour prolongé des matières intestinales à la fin de l'iléon et dans le cœcum (Prost, Scoutetten, Broussais, O'Beirne de Dublin), explications dont on peut tirer plus d'un argument en faveur du traitement par les doux évacuans dans ces maladies.

Sur 46 cas, M. Louis a constaté 3 fois l'invagination du bout supérieur de l'intestin grêle dans l'inférieur, la couleur rouge de

____

(1) Voy. dans l'appendice les observations 8, 26, 36, 38, 40, 41, 42, 46, 47, 48, 50, 51, 56, 57, 63, 65, 68, 73 ; et il est à remarquer que le quinquina et les toniques avaient été administrés dans treize de ces cas, savoir, dans les obs. 36, 38, 40, 41, 42, 46, 47, 48, 50, 51, 52, 56, 57.

la muqueuse dans le tiers des cas, et son ramollissement 33 fois
sur 42 cas (1) ; mais M. Louis nie que ce ramollissement fût toujours inflammatoire.

7 fois, sur 42 cas, M. Chomel a observé une *infiltration sanguine* de la muqueuse, c'est-à-dire que cette muqueuse, dont la
couleur variait du rose un peu foncé jusqu'au rouge noir, était
infiltrée d'un fluide rouge et épaissi ; l'étendue de cette infiltration variait depuis quatre pouces jusqu'à deux et trois pieds, et
occupait tout le contour de l'intestin.

D'après M. Louis, l'altération des follicules agminés, oude
Peyer, serait *constante* et constituerait la lésion *anatomique* et
caractéristique de l'affection typhoïde (2) ; quelquefois, cependant, cette altération des folliculles de Peyer n'existe point, et
alors, deux cas peuvent se présenter : ou bien il existe une entérite simple ou *villeuse ;* c'est ce qu'a vu M. Andral 2 fois sur 30
cas (3), ce que j'ai moi-même constaté 2 fois sur 49 cas (observations 4 et 19), et ce dont M. Louis a été lui-même témoin, ainsi
que le prouvent les observations auxquelles il a donné le nom
d'affections typhoïdes *simulées* (4) ; ou bien, dans quelques cas,
de fièvre typhoïde bien caractérisée, on aurait constaté l'absence
d'*altération quelconque* dans le tube digestif : Andral, 2 fois
sur 100 cas (*Clin. méd., t.* 3, 2ᵉ *éd., p.* 462), Bouillaud, Chomel, Neumann, Allison d'Édimbourg, Louis, Martinet, Dalmas,
Lombard dans une prétendue fièvre typhoïde observée à Londres dans ces derniers temps ; mais ces cas doivent être regardés
comme exceptionnels, eu égard à la masse des faits qui constatent un résultat opposé, ou peuvent recevoir une autre interpré-
tation ainsi que nous le dirons dans le chapitre suivant.

Sur 49 cas, j'ai trouvé cette lésion des follicules agminés exis-

(1) *Rech. sur l'affection typhoïde,* tom. I, p. 191 et suiv.
(2) *Ibidem,* p. 196, 222, 223.
(3) *Cours de médecine à la faculté,* en 1831.
(4) Ouvr. cité, tom. II, chap. 5, p. 440.

tant 16 fois isolément (1), 20 fois accompagnée d'entérite villeuse (2) ; on sait que cette altération des plaques de Peyer a son siége dans le côté de l'intestin opposé à l'insertion du mésentère.

M. Louis a vu 12 fois les glandes de Brunner saillantes ; je ne les ai trouvées que deux fois dans ce cas ; une fois la saillie de ces follicules existait sans aucune autre lésion (observation 68); une autre fois, il y avait en même temps entérite simple ou villeuse (observation 70).

J'ai déjà dit, au commencement de cette section, que l'état des follicules, soit agminés, soit discrets, a été constaté, dans ces maladies, par un grand nombre d'observateurs parmi lesquels on doit surtout citer Brunner, Peyer, Morgagni, Rœderer et Wagler, Sarcone, Prost, Petit et Serres, Bretonneau, etc.

MM. Petit et Serres ont reconnu deux formes principales à cette espèce d'éruption intestinale : 1° par *plaques* ; 2° par *boutons* qui ressemblent quelquefois à ceux de la variole, comparaison d'abord faite par Lecat, qui avait même proposé la dénomination de petite-vérole mésentérique, ensuite par MM. Petit et Serres, Scoutetten, Bretonneau, etc.

M. Andral a admis quatre degrés dans l'état des exanthèmes intestinaux : 1° élévation, injection; 2° formation d'eschare au sommet des élevures ; 3° ramollissement, chute imminente de l'eschare ; 4° enfin ulcération (3).

Voici quelles sont les diverses formes admises par M. Cruveilhier : 1° granuleuse et gauffrée ; 2° pustuleuse ; 3° ulcéreuse ; 4° gangréneuse ; 5° mésentérique ou ganglionnaire ; 6° pseudo-membraneuse (4).

(1) Voy. dans l'appendice les obs. 12, 14, 15, 20, 29, 34, 40, 48, 59, 63, 64, 66, 69, 71, 72, 73.

(2) Obs. 1, 2, 6, 8, 17, 24, 26, 27, 30, 32, 42, 44, 45, 46, 49, 50, 51, 57, 58, 65.

(3) *Clin. méd.*, 1re éd., tom. I.

(4) *Anatomie pathologique du corps humain*, in-fol., fig. col., 7e livraison ; p. 2.

Outre ces diverses formes, qui sont souvent réunies ou com-
binées, ainsi que cela a eu lieu pour quelques unes d'entre elles
dans les obs. 17 et 47, il en est une autre, non moins remarquable, dans laquelle la muqueuse présente une multitude de petits
points noirs, rapprochés, de façon à offrir l'aspect d'une barbe
récemment faite. Cette forme d'altération, qui existait dans les
obs. 2 et 31, a été observée et très-bien décrite par Rœderer et
Wagler, ainsi qu'on peut en être convaincu par le passage suivant : « in fine ilei, ad omnem superficiem valvulæ Bauhini, in
» cœco, et sub ipsum coli dextri initium, copiosissimi conspiciun-
» tur folliculi , *coagmentati, in capitula non elevati,* sed
» simpliciter *orificiis nigricantibus , confestim congregatis,*
» *distincti...* (1).

Doit-on voir dans ce dernier état de la muqueuse intestinale
un des effets de la résolution de la maladie ou de l'éruption
(Andral), ou bien admettre que c'est une forme particulière
d'éruption? Je suis porté à admettre cette dernière opinion :
M. Leuret pense de même que c'est une maladie particulière
aux villosités intestinales ; MM. Chomel et Genest semblent regarder (2) cette disposition comme représentant un état normal.

Les diverses formes d'altérations intestinales , que nous venons
de passer en revue, subissent, comme toutes les altérations organiques en général , des changemens, ou plutôt de véritables
transformations qui ont été bien décrites par MM. Bretonneau,
Andral, Chomel, depuis le 5e jour jusqu'au 40e, depuis le simple
développement des follicules jusqu'à leur ulcération et leur complète cicatrisation ; mais cette marche n'est pas toujours uniforme et régulière , et la perforation des parois de l'intestin
est une des plus redoutables complications qui viennent l'entraver dans quelques cas.

(1) Ouvr. cité, p. 332.
(2) *Leçons sur la fièvre typhoïde,* p. 156 et 180.

Cette perforation a été observée 8 fois sur 80 cas par M. Bretonneau, 8 fois sur 55 par M. Louis, 2 fois sur 42 par M. Chomel, 5 fois sur 49 par l'auteur de ce travail (obs. 1, 29, 63, 64, 65); elle peut avoir lieu lors même qu'il n'existe qu'une seule ulcération dans l'iléon, ainsi que cela a été vu deux fois par Cruveilhier, une fois par M. Chomel; siégeant le plus souvent dans le dernier pied de l'iléon, elle peut être unique, double (obs. 1), triple même (Louis); son ouverture est le plus souvent arrondie et présente de une à trois lignes de diamètre; elle peut être la suite, soit de l'extension de l'ulcération au péritoine, soit d'une eschare gangréneuse siégeant primitivement dans cette membrane, soit de la distension de l'intestin par des gaz, soit, enfin, de la précipitation du mouvement péristaltique du canal intestinal par l'administration d'un purgatif ainsi que M. Cruveilhier en a vu un cas. Péritonite partielle ou générale, épanchement des matières contenues dans l'intestin, formation de pus, adhérences albumineuses, telles sont les altérations consécutives qu'on rencontre dans le voisinage de la perforation.

§ IV. *Altérations du gros intestin.* Cette partie du canal intestinal est d'ordinaire moins fréquemment et moins gravement affectée que l'iléon; mais il faut bien remarquer que le cœcum et les colons sont, au contraire, gravement altérés, lorsque les lésions de l'intestin grêle sont nulles ou légères (comme dans les obs. 2, 19, 23, 30, 51, 70); en sorte qu'on peut dire, d'une manière générale, que les altérations sont en rapport inverse dans les petits et les gros intestins, eu égard à leur intensité.

Il y a très-souvent météorisme (dans un peu plus de la moitié des cas d'après M. Louis); la couleur qu'offre la muqueuse est variable, mais la couleur rouge prédomine et a lieu dans le tiers des cas environ (15 fois sur 43 d'après M. Louis) : cette rougeur peut être universelle, diffuse, ou exister par plaques. Quelquefois de consistance naturelle, la muqueuse colique est très-fréquemment ramollie (obs. 2, 19, 23, 26, 30, 40, 42, 44, 46, 57, 70).

On a rencontré, dans un petit nombre de cas seulement, les cryptes isolés élevés et présentant la forme de lentilles, ou bien encore des plaques dures, gauffrées, semblables à celles que nous avons vues exister à la fin de l'intestin grêle : l'obs. 27 nous offre de ces plaques jusqu'au colon descendant, tandis que dans l'obs. 17, nous trouvons réunies sur le même sujet, la lésion des plaques de Peyer dans les gros intestins, la même lésion et celle des glandes de Brunner dans l'iléon.

M. Louis a trouvé des ulcérations dans le tiers des cas. Siégeant sur les cryptes ou dans leur intervalle, ces ulcérations sont ordinairement petites et faites comme avec un emporte-pièce, disposition qui était bien manifeste dans les obs. 27, 30, 54, 65. J'ai constaté l'existence de ces ulcérations dans un peu moins du tiers des cas (14 fois sur 49 cas : obs. 23, 26, 27, 29, 30, 41, 44, 45, 46, 50, 54, 56, 65, 72).

Je n'ai observé qu'une fois l'épaississement et des végétations de la muqueuse colique (obs. 23). La perforation de cette partie du canal intestinal est extrêmement rare, puisque MM. Chomel et Genest sont les seuls, parmi tous les auteurs que nous avons cités, qui l'aient observée, et encore dans un cas unique où elle avait lieu à la réunion du rectum et de l'iliaque.

ARTICLE 2. Altérations des organes de la respiration.

On rencontre assez souvent des ulcérations à l'épiglotte (Louis, mais l'ouverture de la glotte, le larynx et la trachée ne présentent ordinairement pas de lésion notable.

Les poumons offrent, dans la majorité des cas, plusieurs altérations remarquables : leur partie postérieure est presque constamment le siége d'un engorgement livide, passif ou cadavérique (obs. 1, 2, 12, 14, 24), depuis long-temps observé dans ces maladies par Bonet, Lieutaud, Frank, Bayle, etc.

Dans d'autres circonstances, on observe un état de *splénisation* (obs. 19, 26), qui n'est cependant point la pneumonie, que M. Andral regarde comme une lésion propre aux fièvres graves (1), et que M. Louis a rencontrée dans un peu plus du tiers des cas (19 fois sur 46 cas). L'emphysème pulmonaire est très-rare (obs. 17, 30). Le ramollissement *pultacé* du parenchyme pulmonaire ne semble pas essentiellement différer de l'inflammation ordinaire des poumons (Andral).

La pneumonie existe fréquemment. Je l'ai observée 12 fois sur 49 cas (obs. 3, 7, 8, 12, 15, 30, 40, 57, 58, 59, 68, 69); M. Louis l'a rencontrée encore plus fréquemment (dans un peu plus du tiers des cas). On a cherché à expliquer la fréquence de la pneumonie, dans ces maladies, en attribuant à la distribution d'un même nerf (le pneumo-gastrique) dans l'estomac et les poumons, cette espèce de solidarité pathologique entre les inflammations pulmonaire et gastro-intestinale. Nous reviendrons dans le chapitre suivant sur cette explication.

On a souvent encore constaté la rougeur des bronches à leurs ramifications (obs. 4, 6, 17, 20, 27), l'épanchement d'un liquide séreux dans la cavité pleurale, l'adhérence des plèvres pulmonaire et costale (obs. 8 et 26.); mais comme ces altérations se rencontrent très-fréquemment chez les sujets succombés dans le cours d'autres maladies, elles n'ont ici qu'une importance fort secondaire.

ARTICLE III. Altérations des organes de la circulation.

Le ramollissement du cœur dans les fièvres graves ou typhoïdes, a été constaté par Sénac, Portal, Laënnec, Bouillaud, Barbier (d'Amiens), Andral, Louis, etc.; ce dernier auteur l'a observé dans à peu près la moitié des cas, et toujours il était d'autant plus considérable que la mort avait été plus rapide. Outre le ramollissement, le cœur présentait alors une teinte livide et violacée, ou couleur pelure d'ognon. J'ai trouvé le cœur *flasque* plutôt que *ramolli* dans les obs. 1, 2, 24, 27, 29, 30;

____

(1) *Clin. méd.*, tom. III, 2e éd., p. 570.

mais en même temps le sang était très-fluide. Dans l'obs. 23, au contraire, le cœur était dur et contracté, et il est digne de remarque que le sujet de cette observation avait succombé, dans la convalescence, à des complications.

La rougeur de la face interne du cœur et de l'aorte a de même été constatée par un grand nombre d'auteurs, J.-P. Frank, Reil, Schmuk, Bouillaud, Louis, Andral, etc.; M. Bouillaud a exposé avec soin les diverses nuances de cette altération de couleur qu'il regarde comme l'un des caractères de l'*angiocardite* (1). Il résulte des recherches de M. Louis que la rougeur de l'aorte, en rapport avec le ramollissement du cœur, est d'autant plus marquée que la maladie a duré moins long-temps. Quelle importance faut-il attribuer à ces rougeurs du cœur et des gros vaisseaux? C'est ce que nous chercherons à établir dans le chapitre suivant.

Frank dit avoir vu les artères et les veines enflammées (2); M. Magendie a trouvé du pus dans les veines autour des ulcérations intestinales (3) ; M. Gendrin aurait aussi observé depuis l'intestin jusqu'à la veine mésentérique une veinule pleine de pus (4); enfin, chez presque tous les sujets morts de fièvre adynamique, M. Ribes aurait trouvé des traces d'inflammation dans le tronc et les branches de la veine-porte ventrale, et même dans la cavité de la veine-porte hépatique et jusqu'à l'oreillette et au ventricule droits (5). Tous ces faits viennent à l'appui de l'opinion de M. Ribes, savoir : que l'adynamie dépend de la phlébite, opinion fondée sur ce que l'inflammation veineuse doit jouer un grand rôle dans ces maladies, parce que les villosités intestinales sont en très-grande partie constituées par des ramuscules veineux, et que, dans les phlegmasies intestinales, la rougeur existe presque exclusivement dans ces villosités. Mais ces considérations,

(1) *Traité clinique des maladies du cœur*, Paris, 1825, t. II.
(2) *Epitome*, lib. 4.
(3) *Journ. de physiol. exp.*, tom I, p. 9.
(4) *Rech. sur les causes et la nature des fièvres.*
(5) *Mém. de la société méd. d'émulation*, Paris, 1816, t. VIII, p. 604, et 1825.

nous ramènent aux altérations du sang, dont nous nous occupe-rons plus bas.

ARTICLE 4. Altérations des organes de l'innervation.

Les membranes du cerveau ont été trouvées rouges, opaques, épaissies, infiltrées de sérosité. La substance cérébrale a été aussi trouvée imbibée d'une sérosité qui distendait quelquefois les ventricules (Willis, Lancisi, Desbois de Rochefort, Prost, Serres). On a constaté l'inflammation, l'injection, l'état piqueté, la couleur rose, des substances médullaire et corticale (Louis). Morgagni, dans sa 7ᵉ lettre, rapporte des cas de fièvre ataxique dans lesquels il y avait inflammation des méninges et du cerveau, et dit que cette fièvre est une *phrénésie*. Tommasini a trouvé 90 fois sur 100 sujets morts de *fièvres nerveuses* (1), des traces d'inflammation cérébrale. Sur 36 sujets réputés morts de fièvre ataxique, M. Tacheron a constaté 31 fois l'inflammation du cerveau (2). Le plus souvent de consistance naturelle, le cerveau a été vu tantôt induré, tantôt ramolli, soit partiellement, soit dans sa totalité (Récamier, Louis).

J'ai trouvé les membranes encéphaliques saines dans tous les cas où je les ai examinées (obs. 1, 2, 6, 8, 12, 14, 15, 17, 19, 24, 27); le cerveau m'a de même paru sain dans la majorité des cas : l'état piqueté ou l'injection de la substance cérébrale sont les altérations que j'ai le plus constamment observées ; les autres lésions signalées par les auteurs existaient quelquefois, mais ordinairement elles m'ont semblé être, ou *accidentelles*, ou *complications*, ou *secondaires*, ainsi que nous le dirons dans le chapitre suivant ; ou bien, enfin, elles m'ont paru appartenir à des cas de méningite ou d'arachnitis que naguère encore il était si facile de confondre avec la forme *ataxique* des fièvres typhoïdes.

(1) *Précis de la nouv. doctrine médicale italienne*, 1822.
(2) *Recherches anatomico-pathologiques sur la médecine pratique*, Paris, 1823, t. II.

J'ai observé que la couleur rose et la diminution de consistance du cerveau étaient le plus souvent cadavériques.

On a dit encore avoir trouvé des épanchemens sanguins autour de la moelle, ou son ramollissement, des engorgemens ou ecchymoses à la surface du cordon rachidien, ou à l'origine des nerfs, à la suite des maladies adynamiques (Chaussier); l'inflammation des enveloppes et du tissu de la moelle chez deux sujets morts d'une fièvre pétéchiale (Brera et Rachetti), la lésion de la moelle dans quelques fièvres dites malignes (Abercrombie), etc., etc.

Il est important d'insister sur ces altérations de la moelle; on sait, en effet, que, d'après M. Serres (1), la région *dorso-costale* de la moelle épinière a une influence marquée sur les fonctions de l'intestin grêle dont elle est *excitateur ;* d'où l'on pourrait inférer que les altérations intestinales (les ulcérations en particulier) ont leur point de départ dans la lésion de cette portion de la moelle, de même que, dans quelques cas de ramollissement du cerveau et du cordon rachidien, on a vu différentes régions de la peau s'ulcérer, de même encore que nous voyons la cornée s'enflammer et s'ulcérer lorsque le nerf de la cinquième paire est altéré (Magendie, Serres).

Mais plusieurs faits viennent à l'encontre de cette manière de voir d'abord, la destruction du cerveau et de la moelle n'aurait, d'après les expériences de Wilson Philipp, aucune influence sur les mouvemens de l'intestin grêle; et, d'après Krimer, cette influence s'exercerait seulement sur les gros intestins (2). On remarquera, d'un autre côté, que ces altérations de la moëlle, chez les sujets succombés dans le cours des fièvres typhoïdes, sont loin d'être constantes; ainsi, sur 6 cas, M. Louis n'a vu qu'une fois le ramollissement de la moelle; sur 15 cas, dont 10 sont consignés dans l'appendice (observ. 1, 2, 6, 8, 12,

(1) *Anat. comp. du cerveau dans les quatre classes d'animaux vertébrés*, tom. II, p. 716.

(2) Ollivier, *sur les maladies de la moëlle épinière*, 1827, tom. 1, p. 118.

6

14, 15, 17, 19, 27), je n'ai rencontré, dans quelques uns de ces cas, que des altérations cadavériques : la moelle était saine dans tous les autres.

Les nerfs ont été peu étudiés : du moins on ne possède que peu de notions sur les altérations qu'ils peuvent éprouver dans les fièvres typhoïdes. M. Andral dit n'avoir rien constaté d'anormal dans le grand sympathique ; cependant, dans deux cas, consignés dans sa Clinique médicale, les ganglions semi-lunaires lui ont paru plus rouges. Dugès dit aussi avoir vu les plexus et les ganglions du nerf interscostal plus gros et plus rouges (1). Ces nerfs et ces ganglions m'ont toujours semblé présenter l'état sain ; ils étaient quelquefois rouges, mais, en général, l'intensité de cette rougeur était en raison directe de l'élévation de la température et du temps écoulé depuis la mort.

ARTICLE. 5. Altérations des organes de la locomotion.

Les muscles sont ordinairement sains ; cependant ils ont été trouvés pâles, amaigris, ramollis, violacés, contenant quelque-fois de petits abcès dans leur épaisseur, comme dans l'observ. 34.

La plupart de ces altérations semblent peu différer de celles que la putréfaction fait développer dans ces organes ; pourquoi, dans ce dernier état, le tissu musculaire prend-il une teinte ver-dâtre ?

M. Matteucci, ayant trouvé (2) que, pour empêcher ou retarder la putréfaction des tissus animaux, due à l'action de l'air, il faut neutraliser l'action de l'oxygène (qui est *électro-négatif*) en cons-tituant ces parties dans un état électrique semblable ou *négatif*, peut-on conclure de là que, dans les fièvres typhoïdes, les solides et les muscles en particulier ont perdu de leur électricité *néga-tive*, puisqu'ils sont dans un état voisin de celui de putréfaction ? Rossi n'a-t-il pas dit encore que, dans ces maladies, le sang a des

(1) *Essai physiologico-pathologique sur la fièvre*, Paris, 1821, tom. I, p. 206.
(2) *Annales de chimie et de physique*, tom. XLII, p. 340.

propriétés électriques différentes de celles qu'il possède dans l'état normal? On voit, la fibre musculaire étant principalement composée de fibrine, que ses altérations nous ramènent à celles du sang lui-même.

ARTICLE 6. Altérations des organes d'absorption et des sécrétions.

§ Ier. *Ganglions du mésentère et des épiploons.* L'état de ces ganglions a été noté avec beaucoup de soin par MM. Petit et Serres, qui ont regardé leurs altérations comme assez constantes et caractéristiques pour les faire entrer dans la définition de la fièvre *entéro-mésentérique.*

Ces altérations varient avec la durée de la maladie. Voici, d'après M. Louis, comment elles apparaissent et se succèdent : volume d'une aveline, couleur rose et ramollissement (du 8e au 16e jour) ; couleur d'un rouge brun, indices de suppuration à leur centre (du 16e au 20e jour) ; couleur bleuâtre ou grisâtre, rétrogradante (du 20e au 30e jour) ; couleur bleue tout-à-fait rétablie (après le 30e jour). Les ganglions correspondans à l'estomac présentaient des altérations en rapport le plus souvent avec celles de la muqueuse gastrique.

Il ne faut pas perdre de vue que les ganglions du mésentère qui sont le plus affectés, correspondent précisément à l'endroit de l'intestin le plus gravement altéré, c'est-à-dire à la fin de l'iléon ; ce qui ne permet pas de douter que ce n'est que consécutivement à l'entérite que ces ganglions s'altèrent.

§ II. *Rate.* L'augmentation de volume de la rate a été observée, dans les maladies dont il s'agit, dès la plus haute antiquité par Hippocrate, Polybe et Morgagni, ainsi qu'on peut le voir dans ses lettres 20e, 31e et 36e. Le passage suivant prouve que ces lésions n'étaient pas moins bien connues de Rœderer et Wagler : « Lien maximus, octo poll. longus, quinque latus, et ter saltem crassus, obscurè lividus, mollis, resolutus, atque friabilis est.... (1) ».

(1) *De morbo mucoso,* sect. VI, p. 339.

M. Louis a trouvé de même la rate brune, bleue, rouge, noi-râtre, augmentée de volume, ramollie ; ces deux dernières alté-rations existaient dans plus des trois quarts des cas, et toujours en raison inverse de la durée de la maladie.

Sur 18 cas, dans lesquels j'ai noté l'état de la rate et de l'es-tomac, 6 fois la rate n'était ni augmentée de volume, ni ramollie (observations 4, 23, 27, 30, 54, 56), et il est à remarquer que, à l'exception de deux (observations 27, 56), ces 6 cas n'ont point offert de lésion de l'estomac ; 12 fois la rate était tuméfiée et ramollie (observations 1, 2, 8, 12, 19, 24, 26, 57, 58, 64, 65, 70), et il est encore à remarquer que, à l'exception de trois (ob-servations 2, 19, 64), nous trouvons dans ces 12 cas, des altéra-tions plus ou moins graves de la muqueuse gastrique, d'où l'on pourrait inférer que les altérations de la rate sont en rapport avec celles de l'estomac, comme aussi les lésions des ganglions mésentériques correspondent à celles de l'intestin.

§ III. *Foie. Vésicule biliaire. Pancréas. Glandes salivaires.* Le volume du foie, d'après M. Louis, est presque toujours natu-rel ; voici dans leur ordre de fréquence quelles sont ses altéra-tions de couleur : Pâle, décoloré, rouge, jaunâtre. Sa consistance est assez généralement diminuée.

Dans trois cas, la vésicule biliaire a présenté à M. Louis la rougeur et un épaississement de trois quarts de ligne de sa tuni-que interne ; ces altérations étaient, en général, d'autant plus marquées que la maladie avait duré moins long-temps.

Le pancréas, presque toujours dans son état naturel, offrait, tantôt une couleur rose ou d'un rouge livide avec augmentation de volume, tantôt une couleur gris-bleuâtre ou jaune, avec aug-mentation de consistance.

Le tissu de la parotide n'est ordinairement pas altéré ; deux fois seulement M. Louis a observé son inflammation : dans l'un de ces cas il y avait inflammation du tissu cellulaire environnant les granulations glandulaires, qui étaient elles-mêmes affectées dans l'autre.

§ IV. *Reins. Vessie. Organes génitaux.* Les reins étaient ordinairement dans leur état naturel ; ils étaient quelquefois tuméfiés, ramollis et d'un rouge violet ; cette rougeur et ce ramollissement étaient, en général, en rapport avec la courte durée de la maladie (Louis).

La cinquième partie des sujets avaient la vessie distendue par l'urine ; presque toujours dans son état normal, la muqueuse vésicale était plus ou moins injectée dans six cas, une seule fois ulcérée (Louis).

Les organes génitaux n'ont rien présenté à noter chez les hommes. Chez les femmes les ovaires étaient, dans le tiers des cas, plus ou moins rouges (Louis).

ARTICLE 7. Altérations présentées par la peau et l'état extérieur du corps.

La face présente un aspect qui varie suivant la période des fièvres typhoïdes : elle est vultueuse ou terreuse ; les yeux sont injectés, larmoyans, chassieux ; le nez s'effile et les narines semblent obstruées par une poussière grisâtre.

Il survient souvent à la peau, mais presque toujours au déclin (ce qui les a fait regarder comme critiques), des abcès qui siégent quelquefois à la paroi abdominale antérieure (obs. 5), mais plus ordinairement dans les endroits où le tissu cellulaire abonde, par exemple, aux parotides.

La peau présente encore le plus communément des éruptions variées qui disparaissent après la mort, et dont les unes, communes à plusieurs maladies différentes de celles que nous étudions, sont les vibices, l'éruption miliaire, les sudamina (obs. 3), les pétéchies qui sont quelquefois si abondantes qu'on a donné à certaines fièvres un nom tiré de ce symptôme (*fièvre pétéchiale* observée à Gênes en 1700 et 1800) ; d'autres, parmi ces éruptions cutanées, semblent, au contraire, appartenir exclusivement aux fièvres typhoïdes : telle est, en particulier, l'éruption de petites taches roses, lenticulaires, formant une légère saillie au dessus de la peau, se montrant principalement à l'abdomen, à la poitrine et au cou, survenant chez les trois quarts des sujets du 8ᵉ au 36ᵉ jour de la maladie, passant quelquefois, comme celle du typhus, sans qu'on l'aperçoive.

On observe la gangrène de la peau dans les deux tiers des cas (Louis); cette tendance de la peau à s'ulcérer et à se gangréner survient dans trois circonstances différentes : 1° spontanément ou à la suite d'érysipèle, et c'est le plus souvent aux extrémités inférieures que cette gangrène apparaît ; 2° dans les endroits du corps où s'exerce une pression presque continuelle, aux malléoles, aux coudes, aux trochanters, mais surtout à la partie postérieure du bassin : on a vu, dans quelques cas, des eschares énormes se détacher de cette partie, et l'os sacrum être mis à nu; 3° à la surface des vésicatoires et aux piqûres de sangsues.

Toutes choses étant égales d'ailleurs, la putréfaction est plus rapide dans les cadavres des sujets morts de fièvres typhoïdes que chez ceux des sujets emportés par d'autres maladies. C'est ainsi qu'on observe des vergetures aux parties déclives, une couleur livide et violacée à la région abdominale surtout, quelquefois un emphysème général, le ramollissement de tous les tissus, etc.

SECTION II. *Altérations des liquides dans les fièvres typhoïdes.*

L'histoire des altérations des liquides ne doit pas occuper une place moins importante, dans la question qui nous occupe, que celle des lésions des solides. Existe-t-il, en effet, une ligne de démarcation bien tranchée entre les solides et les liquides dans l'économie animale? Tout solide, primitivement liquide, ne nous représente-t-il pas dans la composition de l'organisme une trace sans cesse parcourue en mille sens divers par des courans sanguins (1)? Le sang n'est-il pas une chair *coulante*, suivant

____
(1) Andral, *Cours de pathologie*, 1833.

l'expression d'Hippocrate adoptée par Galien (1), Bordë (2), Capi-
luppi, Bordeu, etc.? Faut-il rappeler ici les paroles de Bichat dont
l'apparition a signalé une époque si féconde en résultats? « Sans
» doute les solides, auxquels les forces vitales sont toujours inhé-
» rentes, se trouvent spécialement affectés dans les maladies; mais
» pourquoi les fluides ne le seraient-ils pas aussi? Pourquoi n'y
» chercherions-nous pas des causes de maladies comme dans les
» solides? »

L'étude des altérations des liquides, devrait pour être complète,
porter sur leurs propriétés *physiques* et *chimiques*. Mais cet
examen est hérissé des plus grandes difficultés; car, 1° cette étude
devrait être successivement appliquée à des parties examinées
pendant la vie, après la mort, dans la série des âges, suivant les
sexes et les tempéramens; 2° le sang tiré de ses vaisseaux n'est plus
le même que dans l'état de vie, et, en le soumettant à l'analyse,
les résultats doivent varier encore suivant qu'on agit sur des sujets dont l'état moral est lui-même variable, au point que De Haen,
qui s'est le plus occupé à rechercher les altérations du sang dans
les fièvres, a renoncé à tirer aucune conclusion rigoureuse; 3° ces
deux moyens d'investigation, la physique et la chimie, n'ont pas
encore été appliqués d'une manière assez satisfaisante aux fluides
du corps humain, dans l'état de santé, pour servir de point de
départ et de comparaison avec les analyses de ces mêmes fluides
faites dans l'état de maladie; 4° on n'a pas toujours été d'accord
sur la nature et l'espèce de maladie de laquelle provenaient les
fluides à examiner; c'est ce qui fait que quelques personnes infir-
ment les résultats publiés dans le mémoire de MM. Deyeux et
Parmentier à la fin du dernier siècle; ces altérations ne peuvent
donc être bien appréciées que par des hommes à la fois habiles
chimistes et médecins consommés; qualités qui sont rarement
réunies dans la même personne.

Les liquides, dont nous allons étudier les altérations, sont : le

(1) *De nat. facultat.*, lib. I, cap. X.
(2) John, *Tableaux chimiques du règne animal*, p. 34.

sang, la bile, l'urine, les matières intestinales, le mucus, la sueur et la sérosité du cerveau et du rachis.

ARTICLE Iᵉʳ. Altérations du sang dans les fièvres typhoïdes.

Beaucoup de travaux, soit en France, soit à l'étranger, ont été publiés sur le sang, non seulement par des chimistes, mais encore par des médecins. On a cherché à déterminer sa composition, à faire connaître ses diverses modifications dans l'état de santé et celui de maladie; malheureusement ce genre de recherches est bien loin d'être épuisé. Nous en avons donné les raisons dans les considérations qui précèdent sur les altérations des liquides en général.

Une des plus grandes difficultés provient de ce que ces altérations du sang sont quelquefois insaisissables, alors même que nous sommes assurés de leur existence; ne sait-on pas, en effet, que le sang peut paraître à l'état normal, bien qu'il contienne un agent nuisible? D'un autre côté, son altération ne peut-elle pas être sensible quoiqu'on n'y puisse pas constater la présence matérielle de l'agent perturbateur? MM. Coindet et Christison ont, en effet, expérimenté que l'acide oxalique, introduit dans les veines, produit des altérations appréciables du sang, quoiqu'on ne puisse retrouver ensuite cet acide dans le sang (1).

§ Iᵉʳ. *Altérations du sang dans ses propriétés physiques.* Presque toujours il a été trouvé d'un rouge clair ou vermeil, offrant la couleur de vin de Bourgogne, de coraline, de gelée de groseilles (Huxham), de vermillon (Grant); M. Andral, dans la même fièvre typhoïde, l'a vu rosé, couleur lie de vin, grisâtre, noir.

On l'a trouvé encore plus liquide, et comme dissous, incoagulable (Chirac, Morton, Cullen, Grant, Pringle, Haller, Morgagni, Stocker, Alibert, Laënnec, Andral, Bouillaud, Louis, Piorry). D'après les observations de M. Louis, cette fluidité du sang était, en général, en rapport avec le ramollissement du cœur.

(1) *Journ. hebd. de médecine,* tom. II, nᵒ 22, 1834.

La coagulation, lorsqu'elle a lieu, est lente et imparfaite; le caillot est mou, diffluent, noirâtre et contient quelquefois un sédiment noirâtre et pulvérulent (Lauer, Gendrin); la couenne, lorsqu'elle se forme, est molle, mince, diffluente, verdâtre. Le sang, dans les fièvres typhoïdes, a cependant quelquefois été trouvé *inflammatoire* par MM. Deyeux et Parmentier, ce qui tient évidemment à ce qu'on n'avait point assez spécifié la période de la maladie dans laquelle ce sang avait été examiné (Lobstein).

Huxham dit lui avoir constaté une odeur putride au sortir de la veine. Richard Morton a de même rapporté que le sang, tiré du bras d'une femme affectée de fièvre maligne, fit tomber le chirurgien et les assistans en syncope à cause de sa fétidité.

D'après Rossi et Bellingeri (1), le sang, dans ces maladies, aurait des propriétés électriques différentes de celles qu'il possède à l'état normal. C'est ainsi encore que, s'il faut en croire Tissot (1), Viridet se sentit le bras engourdi en touchant le pouls d'un homme qui avait une fièvre maligne; aussi quelques auteurs ont-ils classé les fièvres putrides dans les maladies par *défaut* ou par *diminution* d'électricité, ce que semblerait confirmer le grand nombre de ces maladies dans les saisons et les climats froids et humides, chez les individus d'un tempérament phlegmatique, toutes ces circonstances concourant, d'après ces auteurs, à dépouiller le corps humain du fluide électrique (3).

§ II. *Altérations du sang dans ses propriétés chimiques.* La fibrine a été trouvée dissoute et comme putrilagineuse (Bouillaud), décolorée (Andral); l'albumine offre moins de solidité que dans l'état sain (Deyeux et Parmentier); les globules sont moins nombreux (Lecanu); la sérosité est rougeâtre (Andral); Morgagni

(1) *Bulletin de la soc. d'émulation*, nov. 1833.
(2) *Maladies des nerfs*, tom. II, part. 1, p. 189.
(3) *De l'électricité du corps humain*, par l'abbé Bertholon, 1786, tom. II, p. 284.

a vu le sérum *blanc* dans quelques cas de fiévres malignes (1).
M. Gendrin a publié une observation semblable dans laquelle on
voit que le sang provenait d'un homme atteint de vertiges (2). On
sait que l'explication de ce fait, donnée par M. Raspail (3), repose
sur la présence d'un acide d'origine inconnue qui, en favorisant
la coagulation de l'albumine, produit l'aspect *lacté* du sérum.
D'après M. Bonnet de Lyon, le sang, dans les affections putrides
et dans les fièvres typhoïdes, contiendrait de l'hydro-sulfate
d'ammoniaque (4).

Est-il vrai, comme l'a soutenu le docteur Clanny de Sunderland, que le sang, dans les fièvres typhoïdes, a perdu l'acide carbonique qu'il contient dans l'état de santé? On connaît toute
l'importance qu'on a voulu attacher à cette altération du sang
sur laquelle on a fondé, en Angleterre, une méthode de traitement, dite *spécifique,* par l'eau gazeuse; mais il n'est pas certain
que le sang contienne de l'acide carbonique dans l'état normal;
il y a plus; les derniers travaux entrepris à ce sujet tendraient à
démontrer le contraire.

Si, en effet, la présence du gaz acide carbonique a été constatée dans le sang humain à l'état de santé, par Vauquelin, Bran-
de, Vogel, sir E. Home, Scudamore, Reid, Magnus, Collard de
Martigny, Edwards, etc., qui pensent, les uns, qu'il y existe à
l'état libre et qu'il circule avec lui, les autres, que ses élémens
seulement sont contenus dans le sang; nous opposerons, comme
opinion contraire, l'idée de John Davy, qui admet que l'acide
carbonique ne peut être extrait que du sang qui a été tiré de la
veine depuis quelque temps (5); d'où il suivrait que la présence
de cet acide dans le sang dépendrait, « ou de la réaction de ses
parties (du sang) dans un commencement d'altération spon-

(1) *Epist.* 49, art. 22.
(2) *Journ. gén. de médecine de Paris,* 1829.
(3) *Nouveau système de chimie organique,* 2ᵉ éd., Paris, 1838, t. III, p. 199 et suiv.
(4) *Gaz. médicale,* 1837, tom. III, p. 601.
(5) *Edimburg medic. and. surgic. journal,* avril 1828.

« tanée, ou de l'absorption de l'air, ou enfin de l'influence de
« l'oxygène atmosphérique sur sa matière colorante (1). »

D'après Nysten (2), l'air expiré, dans les fièvres aiguës, contiendrait plus d'acide carbonique que dans l'état de santé. Y a-t-il
quelque rapport entre ce résultat présenté par Nysten et l'opinion
des auteurs anglais qui prétendent que, dans ces mêmes fièvres,
le sang ne contient pas d'acide carbonique?

Nous pourrions en terminant cet article, faire remarquer l'analogie qui existe entre les altérations du sang que nous venons
d'exposer et celles qui résultent de diverses expériences pratiquées sur les animaux vivans; mais comme les données qui ressortent de ces expériences sont plutôt applicables à la *cause* ou à
l'origine, qu'à l'espèce même de ces altérations du sang, ce
n'est que dans le chapitre suivant que nous leur consacrerons toute
l'attention qu'elles commandent.

ARTICLE 2. Altérations présentées par la bile.

La bile, au rapport des auteurs, a été trouvée avec les qualités les plus diverses : aqueuse, surabondante, rousse, jaune-verdâtre, trouble, grisâtre, rougeâtre, couleur d'urine, semblable
à de la matière purulente, transsudante dans les parties voisines, etc.

Les anciens croyaient que la couleur verte des matières fécales
est due à son âcreté; on connaît l'histoire consignée dans Morgagni, de ce jeune homme de Forli mort de fièvre grave : dans
le ventricule existait une bile si corrosive, est-il dit, qu'elle donna
la mort à deux pigeons à qui on l'avait inoculée par la lancette
et qu'un coq mourût après en avoir avalé dans de la mie de pain.
M. Orfila, dans un cas de fièvre grave avec ulcération de la muqueuse intestinale, a trouvé de même que la matière résineuse

---

(1) *Rech. exp. sur le sang humain*, par M. Denis, p. 82.
(2) John, *tabl. chim. du règne animal*, trad. par Robinet, p. 32.

avait une âcreté telle qu'un seul atome mis sur les lèvres produisait des ampoules très-douloureuses (1).

Dans le cas dont il vient d'être question, M. Orfila a trouvé sur 100 parties de bile : matière résineuse 96, soude 3, un atome de sels. dans un cas de fièvre ataxique, M. Chevalier n'a pu s'assurer de la présence du picromel, la bile se trouvant en trop petite quantité dans la vésicule ; mais dans un cas de fièvre bilieuse avec complication de syphilis, le même chimiste a trouvé 8 décigrammes de picromel sur 42 grammes de bile (2). Je n'aurais pas insisté sur cette dernière analyse si l'on ne savait que le picromel, constaté par MM. Laugier et Orfila dans les calculs biliaires n'existe pas, d'après John (3), dans la bile humaine, contrairement à ce qui a lieu dans la bile du bœuf et autres animaux.

ARTICLE 3. Altérations de l'urine.

L'urine a été trouvée trouble, fétide, exhalant une odeur de souris, sauguinolente, jumenteuse (Landré-Beauvais), et même noire dans quelques cas de fièvre pétéchiale putride et maligne (Huxham, Double).

Elle contiendrait, dans les affections fébriles qui marchent vers la guérison, un dépôt blanc, homogène, sons odeur désagréable (Hippocrate) ; de petits graviers friables, de couleur brune, surnageant ou se collant aux parois du vase (Joubert, Gardi, Morgagni) ; des sels neutres (Tichy).

On y a trouvé (dans les fièvres putrides) de l'ammoniaque (Deyeux et Parmentier, Baumé, Orfila) ; et alors elle était *alkalescente*, verdissant le sirop de violettes au moment de son excrétion, tandis que dans l'état normal, elle est *acide* : ces caractères ont été confirmés par les recherches de M. Bouillaud à la clinique de la Charité. L'urine étant souvent *retenue* à cause

(1) *Traité de chimie médicale*, tom. II, 1824, p. 493.
(2) *Ann. de chimie et de physique*, tom. IX, p. 36 et 41.
(3) *Tableaux chimiques du règne animal*, trad. de l'anglais par Robinet, p. 3.

de la paralysie du réservoir qui la contient, on a dit que l'ammoniaque provenait de la décomposition d'une partie de l'urée dans la vessie même, puisque cette urine contenait moins d'urée que celle du même individu dans l'état de santé (Orfila); sa putréfaction dépendrait aussi, suivant Fourcroy et Vauquelin, de la plus grande proportion d'albumine et de gélatine.

M. Orfila a constaté encore, dans un cas de fièvre nerveuse ou ataxique (1), un dépôt rouge ou rose, formé d'acide rosacique et d'acide urique, sédiment rosacé qui a aussi été observé à la fin des inflammations et sur la composition duquel Schéele, Brugnatelli, Thompson, ont publié des analyses.

ARTICLE 4. Altérations des matières contenues dans le canal intestal.

Ces matières varient en couleur, en quantité, en consistance et en composition. Elles ont été vues noires, fétides, colorées par la bile, sanguinolentes, verdâtres (couleur que les anciens attribuaient à l'âcreté de la bile).

Quelquefois très-abondantes (jusqu'à 15 ou 20 selles et plus dans les vingt-quatre heures), elles peuvent alors être constituées par de l'eau colorée en rose, espèce de suc intestinal ou véritable sueur intestinale, suivant l'expression de M. de Blainville, dont la quantité peut aller jusqu'à plusieurs livres par jour (2), et dont Morgagni a bien fait connaître la source et le danger (3).

Presque toujours liquides dans l'intestin grêle, les matières sont quelquefois, dans le gros intestin, d'une consistance de bouillie claire, molles et moulées; souvent elles restent dures pendant toute la durée de la maladie.

Elles contiennent ordinairement du mucus, de la bile, du sang fourni par les ulcérations de l'intestin (obs. 17), ou exhalé dans les fosses nasales et ayant tombé dans l'estomac et les intes-

(1) *Ouv. cité*, tom. II, p. 501.
(2) John, *ouvr. cité*, p. 19 et 51.
(3) *Epist.* 31, art. 8 et suiv.

tins (obs. 47). Quelquefois enfin, à tous ces produits on a trouvé mêlés des ascarides lombricoïdes, ou des vers tricuspides, comme dans les fièvres épidémiques observées à Gœttingue (Rœderer et et Wagler), et à Naples (Sarcone).

Le gaz qui distend les intestins, dans le cas de météorisme, est le gaz hydrogène sulfuré, ce que l'on reconnaît à son odeur et à la flamme bleue qui apparaît lorsqu'on approche une chandelle allumée d'une petite ouverture faite à la paroi abdominale.

ARTICLE 5. Altérations du mucus.

Des mucosités, ou une matière visqueuse, insipide, mêlée à une plus ou moins grande quantité de bile, existe ordinairement dans l'estomac. M. Louis a trouvé souvent près du duodénum une grande quantité de mucus uni à de la bile roussâtre et d'un jaune clair.

Le mucus, en contact dans l'intestin avec des ulcères imbibés de pus et de sanie, ne doit-il pas facilement s'altérer? Aussi a-t-on dit que, dans les fièvres graves, le mucus a une âcreté qui excorie les tissus avec lesquels il est en contact, ce que je n'ai point eu occasion d'observer. Ce mucus intestinal est, suivant M. Prost (1), *glaireux* dans la première période des fièvres, *aqueux* dans la dernière période de l'adynamie.

M. Louis n'a trouvé dans les bronches que peu de mucus léger, d'un rouge clair : une fois ce mucus était véritablement puriforme.

ARTICLE 6. Alterations de la transpiration cutanée.

Rarement augmentée, la sueur est, au contraire, le plus souvent diminuée, et alors la peau est sèche, aride, terreuse, ce qui prouve bien la corrélation, ou solidarité physiologique, qui existe entre l'enveloppe cutanée et la peau rentrée ou la muqueuse gastro-intestinale (2).

(1) *Ouvr. cité*, tom. I, p. 14.
(2) Cutis laxa alvi densitas ; cutis densa alvi laxitas. (Hipp.)

La sueur a été vue sanguinolente , et alors , ou bien il y avait hémorrhagie cutanée, ou bien la matière colorante du sang était entraînée avec elle. Elle est véritablement colliquative dans le cas où elle est fort abondante.

Elle est quelquefois froide et fétide dans la fièvre putride, où, suivant Deyeux et Parmentier, elle contient de l'ammoniaque et porte ainsi le caractère de la putréfaction : est-ce à ce caractère qu'il faut rapporter l'odeur de souris qu'on lui a quelquefois trouvée? ou bien cette odeur ne viendrait elle pas plutôt de ce que, dans le plus grand nombre des cas, les malades rendent involontairement leur urine?

ARTICLE 7. Altérations de la sérosité céphalo-spinale.

De tous les liquides séreux, celui contenu entre les membranes du cerveau et de la moelle, et que M. Magendie a nommé *cé-phalo-spinal* ou *cérébro-rachidien*, est le plus important à étudier dans le genre de maladies qui nous occupe.

On sait, d'après les auteurs, que des épanchemens séreux ont été constatés dans le cerveau d'individus succombés dans le cours des fièvres graves. C'est ainsi que Willis a vu le cerveau infiltré, ses ventricules distendus et remplis de sérosité, chez des sujets morts d'une fièvre épidémique dans laquelle le cerveau et les nerfs étaient principalement affectés (1); Lancisi a constaté la même chose sur des sujets succombés dans le cours de fièvres malignes (2); Desbois de Rochefort, en 1785, à la Charité, a encore fait la même observation, d'où il avait cru apercevoir de l'analogie entre *l'hydrocéphale aiguë* et les *fièvres nerveuses* à leur plus haute période (3); Prost a aussi vu, dans les fièvres graves, cette surabondance du fluide séreux dans les ventricules et à la surface du cerveau.

(1) *De morb. convuls.* cap. 8, p. 67.
(2) *De nox. palud. effluv.* lib. 2, epid. 3, cap. 6.
(3) *Journ. gén. de la soc. de médecine de Paris*, tom. L, p. 337 et 363.

Il résulte d'un grand nombre de recherches comparatives que j'ai entreprises dans le but de déterminer si la quantité du liquide céphalo-spinal est plus considérable dans l'un que dans l'autre des deux états *adynamique* et *ataxique*, que ce liquide existe en plus grande abondance dans la fièvre ou état *adynamique* que dans la fièvre *ataxique*.

Cette conclusion concorde tout-à-fait avec les recherches de Morgagni, qui n'a trouvé que peu de sérosité épanchée dans les cas de fièvre *ataxique* (1); de M. Barbier d'Amiens, qui rapporte la *débilité musculaire générale* dans la fièvre *adynamique* à la compression exercée par le fluide surabondant sur le centre cérébro-spinal et l'origine des nerfs vertébraux (2); de MM. Chauffard (5) et Broussais (4), qui admettent que la fièvre *adynamique* est causée par l'irritation secondaire des parties profondes du centre cérébral, avec surabondance de sérosité dans les ventricules, tandis que l'état ataxique serait dû, d'après eux, à l'irritation secondaire de la superficie du cerveau.

Cette conclusion s'accorde encore avec les faits établis par MM. Foville, Serres, Pinel-Grandchamp, etc.; savoir, que la substance grise, externe, de la surface supérieure des hémisphères, semble plus particulièrement présider aux fonctions intellectuelles. D'où il suit que l'irritation de cette substance grise, ou de la convexité du cerveau, produirait les *troubles de l'intelligence et l'agitation* qui caractérisent l'état *ataxique*; tandis que l'irritation profonde du cerveau, avec accumulation de sérosité, donnerait lieu à des symptômes de compression, d'*adynamie*, comme dans les cas d'affections soporeuses.

RÉSUMÉ.

1° Les organes des trois cavités splanchniques, c'est-à-dire les

(1) Voy. les lettres 4, 6, 7.
(2) *Matière méd.*, tom. II, deux. éd., p. 222.
(3) *Traité des fièvres prétendues essentielles*, 1825.
(4) *Annales de la médecine physiologique*, octobre 1830.

organes les plus importans pour l'entretien de la vie, sont tous gravement altérés dans les fièvres typhoïdes, ce qui justifie la dénomination de maladie *trisplanchnique* qu'on pourrait appliquer aux affections typhoïdes (Serres); nous chercherons avec soin, dans le chapitre suivant, à nous rendre compte de ce *consensus morbide*, de cette espèce de *solidarité pathologique*, dont la cause première ou secondaire doit nécessairement résider dans un système *d'organes* ou de *fluides* partout présens dans l'organisme, le système *nerveux* ou le *sang*.

2° La fréquence des altérations des organes n'est pas la même pour tous : c'est ainsi que les altérations intestinales (de l'intestin grêle) ne manquent *pour ainsi dire jamais*, au point que M. Louis les a regardées comme la *lésion anatomique et caractéristique de l'affection typhoïde* (1).

3° Les altérations du tube digestif, dans les fièvres typhoïdes, peuvent cependant n'être pas *constantes;* nous verrons dans le chapitre suivant qu'il existe plusieurs causes de cette absence d'altérations intestinales.

4° Les altérations des liquides ne sont pas moins remarquables; celles du sang, en particulier, ont été le mieux constatées, bien que l'analyse chimique des fluides animaux laisse beaucoup à désirer; nous tâcherons, dans le chapitre suivant, de dévoiler le véritable rôle qu'elles remplissent dans la production des symptômes typhoïdes.

5° Disons, par anticipation, qu'il peut exister des fièvres typhoïdes sans lésion apparente dans les organes, mais jamais alors sans altération des fluides, conclusion qui se trouve beaucoup mieux exprimée dans ce passage d'un auteur moderne : « Il n'est » aucune fièvre, dite essentielle, qu'on ne puisse rapporter, » comme à sa cause, à l'altération, soit de quelque *solide*, soit » du *sang*. Ces fièvres essentielles ne sont donc pas des maladies » générales, en ce sens qu'elles ont toujours un point de départ;

(1) *Ouv. cité*, tom. I, p. 222 et 223.

» mais elles peuvent l'être en cet autre sens, qu'ayant quelquefois
» leur siége dans les *centres nerveux* ou dans le *sang*, elles doi-
» vent constituer une maladie partout présente, comme sont
» partout présens et le sang et les nerfs... (1) »

Chapitre V. *Nature des fièvres typhoïdes.*

La véritable certitude en médecine repose sur la connaissance
de la génération des maladies; mais, il faut l'avouer, malgré les
progrès réels dont s'est enrichie la science à l'époque où nous vi-
vons, cette étude de la génération des maladies reste encore en-
veloppée d'épaisses ténèbres; que d'efforts, en effet, dans tous les
siècles pour résoudre cette question! Jetez un coup d'œil sur les systèmes en médecine qui, en dernière analyse, peuvent être rapportés, comme à autant de chefs principaux, au *solidisme*, à *l'humorisme* et au *vitalisme*; et dites-nous ensuite si, avec M. Double (2), vous ne serez pas tentés de les comparer aux cinq sens
qui, suivant la remarque de Diderot, auraient, chacun en particulier, la vaine prétention de l'emporter sur les autres.

Nous pensons donc, avec Baglivi et Bichat, que le meilleur
système consiste à tenir également compte des altérations des solides et des liquides pour arriver à connaître la production des
maladies; et c'est dans ce système qu'on peut faire rentrer, à
notre sens, l'*organicisme* qui nous révèle les conditions matériel-
les des maladies, le *physiologisme* dans lequel on cherche précisément à expliquer leur génération, à découvrir leur nature,
l'*éclectisme*, le *méthodisme*, l'*empirisme*, la méthode dite
expérimentale, le scepticisme modéré de quelques modernes,
enfin l'*anatomo-pathologisme* bien dirigé, qui ne sont tous que
des méthodes philosophiques.

Quant à celle qui nous a guidé dans l'exposition des faits con-

(1) Andral, *anathomie path.*, tom. II, 1re partie, p. 216.
(2) Lecture à l'Académie royale des sciences, séance du 15 octobre 1832.

tenus dans ce cinquième chapitre, nous n'avons exclusivement suivi ni la *synthèse*, ni la voie de l'*analyse*; nous n'avons point imité les *psychologistes* (comme les appelle M. de Blainville) qui, en physiologie, examinent les questions de *haut en bas* en quelque sorte ; nous avons plutôt agi comme les *naturistes* qui s'élèvent peu à peu en s'appuyant sur les faits précédemment établis, ou procèdent de *bas en haut* ; en un mot, nous avons tâché de suivre le précepte de Bacon : « Qui tractaverunt scientias, aut » *empirici* aut *dogmatici* fuerunt : empirici, formicæ more, » congerunt tantum et utuntur. Rationales, aranearum more, » telas ex se conficiunt. Apis vero ratio media est quæ materiem » ex floribus horti et agri eligit, sed tamen eam propriâ facultate » vertit et digerit.... itaque ex harum facultatum (*experimenta-* » *lis* scilicet et *rationalis*) arctiore et sanctiore fœdere..... bene » sperandum (1). »

L'ordre que nous avons cru devoir adopter dans ce chapitre consiste à examiner successivement : 1° les opinions des auteurs sur la nature des fièvres typhoïdes ; 2° la valeur des altérations des organes et des liquides dans ces maladies, et, en même temps, les objections qui peuvent être faites contre les conclusions que nous avons établies.

SECTION Ire. *Opinions des auteurs sur la nature des fièvres typhoïdes.*

Quelques unes des opinions que nous avons à passer en revue reposent sur l'admission d'une fièvre *simple*, *générale*, *exemplaire*, qui, d'après quelques auteurs, donnerait lieu, suivant certaines prédispositions et complications, aux diverses espèces de fièvres en particulier. Nous devons donc nous occuper d'abord de la fièvre ainsi considérée d'une manière abstraite et en elle-même, après quoi nous examinerons les opinions qui ont été

____

(1) *Novum organum scientiarum, sive judicia vera de interpretatione naturæ*, lib. 1, aphor. 95.

émises sur la cause prochaine des fièvres typhoïdes en particulier.

ARTICLE Ier. *Opinions des auteurs sur la nature de la fièvre considérée d'une manière générale.*

La fièvre ; synechonta ; pyreta ; πυρετός des Grecs (de πῦρ, feu, d'où pyréxie de quelques modernes) ; febris des Latins (de fervor, ferveo, ferbeo, chaleur, fermentation), aurait, suivant quelques auteurs (1), une origine beaucoup plus noble et dériverait du mot latin februare (purifier), cérémonie religieuse par laquelle, d'après les anciens latins, on purifiait les maisons des mauvais esprits dont on les supposait infestées : ce qui explique sans doute pourquoi l'on dressait, à Rome, des autels en l'honneur de la fièvre : *ideoque etiam publicè Febris fanum in palatio dicatum* (2).

Cette dernière étymologie vient à l'appui de l'opinion rapportée à Hippocrate et qui consiste à regarder la fièvre comme un *effort de la nature*, comme un *acte conservateur* de l'organisme en danger, comme une *purification*, enfin, du sang et des humeurs, opinion soutenue successivement par un grand nombre d'auteurs : tels sont Boerhaave, Sydenham, Baglivi, Stahl qui regardait la fièvre comme une excitation du mouvement tonique des solides propre à diminuer l'épaississement du sang en le faisant passer plus souvent à travers le parenchyme des organes, Fr. Hoffmann, Reil lui-même, Juncker, Van Hoven qui a défini la fièvre un *mouvement sputateur* de la nature, Grimaud, etc., etc.

Un grand nombre d'explications ont été données de la cause prochaine de la fièvre. C'est ainsi qu'on a cru l'expliquer par :

La chaleur augmentée de la bile au moyen de l'association

---

(1) Grimaud, *Cours de fièvres.* tom. 1, p. 62.

(2) Pline, *hist. nat.* — Il y avait, en effet, à Rome plusieurs temples en l'honneur de la fièvre, l'un sur le mont Palatin d'après Pline, un autre près du tombeau de Marius, et un troisième dans le Vico longo d'après Valerius Maximus.

d'une autre humeur : « Aliquem igitur humorem ei (bili) asso-
» ciari necesse est ut febris humoralis, quæ constans et firma
» est affectio, introducatur.... (1)» ;

Une chaleur surnaturelle développée accidentellement dans le
corps humain : « Febris est immodicè auctus calor, ut et homi-
» nem offendat et actionem lædat, accensus in corde et procedens
» ab eo in totum corpus (Galien) »; mais, d'après Galien lui-
même, le principe de la chaleur était le même que celui de la vie.
Sa définition revient donc à ceci, que la fièvre est une augmentation de force et de mouvement;

Les combinaisons chimiques, la combustion du soufre et du
nitre (Paracelse);

L'âcreté du fluide nerveux, la présence d'âcres dans l'économie (Borelli, Sylvius de le Boë);

La fermentation, l'effervescence imprimées au sang et aux humeurs (Willis, Chirac);

L'affaiblissement du principe vital (Milman);

Le trouble de l'archée (Vanhelmont);

Un résultat de sthénie et d'asthénie (Brown);

La distribution du fluide nerveux en plus grande proportion
dans les nerfs du cœur que dans ceux des membres (Sauvages);

La plus grande fréquence du pouls : « Adeò quidquid de febre
» sic novit medicus, id verò omni velocitate pulsuum solùm
» cognoscitur » ; mais, dans la fièvre, il y a autre chose que la
fréquence du pouls (la chaleur augmentée de la peau), il n'y a
pas toujours fréquence du pouls, et on observe cette fréquence
du pouls dans une foule de cas sans qu'il y ait fièvre ;

Le spasme succédant à l'atonie des petits vaisseaux (Cullen);

Un état violent où tout le système artériel s'ébranle et s'agite
à la fois (Alexis Pujol) (3).

(1) Prosp. Martian, *Com. de nat. hominis*, vers 272, p. 17 et suiv.
(2) Boërhaave, *aphor.* 571.
(3) *OEuvres de médecine pratique* d'Alexis Pujol, avec des additions, par F.-G. Boisseau, Paris, 1833, in-8.

La rupture de l'équilibre entre le froid et le chaud, entre la force de concentration et celle d'expansion (Grimaud);

L'irritabilité des tissus organiques (Glisson);

L'irritation, la faiblesse, l'irrégularité des fonctions (Pinel);

La lésion primitive et générale des fonctions vitales communes (Récamier);

Une exaltation du système nerveux ou la névro-sthénie (Giannini, Rolando, Dugès);

Une excitation cérébrale et nerveuse, idiopathique ou symptomatique (Georget) (1);

Le trouble de la circulation artérielle, causé par l'excitation directe ou sympathique du système à sang rouge (Prost);

Une affection de la moelle épinière (Baillou, Hoffmann et quelques modernes);

Une affection de la moelle allongée qui serait le point de départ unique du trouble général qui existe dans la fièvre (Gosse) (2);

L'irritation du cœur, primitive ou sympathique, ou bien un résultat d'une douleur transmise au cœur et à tout l'appareil des capillaires sanguins par l'arbre nerveux, dont quelques branches font partie d'un organe souffrant (Broussais, Boisseau);

L'irritation idiopathique ou sympathique du système circulatoire à sang rouge, l'angio-cardite plus ou moins intense (J.-P. Frank, Bouillaud);

C'est, d'après M. Bouillaud, cette angio-cardite qui constitue la fièvre *simple, générale, exemplaire, vitale* ou *biosique,* admise par Elsner, Grimaud, Fizeau, Laënnec, Récamier, Twœdie; fièvre simple, dont toutes les autres espèces de fièvres continues ne seraient, suivant quelques uns de ces auteurs, que des modifications ou des complications, d'après le tempérament et la constitution des individus affectés, et les diverses altérations

(1) *Physiologie du système nerveux,* 1821, tom. I, p. 191.

(2) *Des mal. rhumatoïdes,* Genève 1826 — Ollivier, *des mal. de la moelle*, deux. éd. tom. II, p. 812.

concomitantes des organes ou des fluides. Cette opinion, sur la nature de la fièvre ainsi considérée en elle-même, nous conduit naturellement à celles qui ont été émises sur la nature des fièvres typhoïdes.

ARTICLE II. Opinions des auteurs sur la nature des fièvres typhoïdes.

On peut rapporter à deux divisions principales les opinions des auteurs sur cette question importante et difficile. Dans les unes, les altérations sont regardées comme *secondaires* ou effet de la maladie, comme concomitantes ou accidentelles; dans les autres, au contraire, ces altérations sont considérées comme *primitives* ou point de départ de la maladie, quelques unes d'entre elles, du moins. Ces deux classes d'opinions vont, en effet, se trouver en présence dans l'examen que nous allons en faire, suivant qu'elles se rapportent à la fièvre *adynamique* ou à la fièvre *ataxique*, qui constituent les deux ordres de phénomènes plus ordinairement désignés aujourd'hui par le nom de fièvres graves ou typhoïdes.

§ 1ᵉʳ. *Opinions des auteurs sur la nature de la fièvre pu-tride, adynamique.* — Cette espèce de fièvre a été attribuée à la putridité du sang et des autres fluides de l'économie (Galien, Huxham, Haller, qui admettait en même temps la lésion des propriétés vitales);

A une débilité extrême, à l'atonie générale des muscles (Pinel);

Au défaut de réaction nerveuse (de Blainville);

A la sur-exaltation en totalité du système ganglionnaire (Dugès);

A l'inflammation des veinules qui existent dans les villosités intestinales (Ribes);

A la diminution de l'action nerveuse sur le sang (Lobstein);

A la cessation de l'accroissement de l'inflammation de la muqueuse intestinale par affaiblissement du système artériel, ou, du moins, à l'éloignement du sang artériel des vaisseaux qu'il parcourt normalement dans les intestins (Prost).

D'après M. Broussais, la fièvre adynamique doit être rapportée à l'exaspération de la gastro-entérite (1), ou bien, comme l'avait déjà dit M. Chauffard (2), à l'irritation secondaire du cerveau avec surabondance de sérosité dans les ventricules et compression de l'encéphale (3); ou bien, enfin, à la faiblesse des muscles et à la stupeur morale par irritation de la muqueuse digestive enflammée (4);

Pour Boisseau, cette fièvre est une gastro-entérite ou toute autre irritation grave; mais il avoue que l'état du cœur et du cerveau, dont dépendent les symptômes adynamiques, peut survivre à l'extinction de l'irritation primitive (5);

Pour M. Bouillaud, elle résulte le plus souvent d'une entérite folliculeuse dans laquelle la chute des exanthèmes intestinaux donne lieu à l'absorption d'une sanie qui altère le sang dans sa composition (6);

Suivant d'autres auteurs, cette fièvre ne serait qu'une entérite ulcéreuse (Chauffard), une entérite folliculeuse grave (Roche), une gastro-entérite négligée ou produisant des ulcérations en vertu d'une disposition spéciale des sujets (Bally qui a appelé cette entérite *iléeo-diclidite elcode*);

D'après M. Gendrin, la fièvre adynamique consiste dans la diminution ou le collapsus des forces nerveuses, tandis que la cause première de la fièvre putride serait une altération particulière des fluides, d'où résulterait l'aptitude à la décomposition et à la putridité des fluides et des solides.

§ II. *Opinions des auteurs sur la nature de la fièvre maligne ou ataxique.* — Les symptômes de cette espèce de fièvre, qu'on regardait autrefois comme le résultat de *l'ataxie des esprits animaux,* ont été rapportés :

(1) *Examen des doct. méd. et des systèmes de nosologie,* Paris, 1829, t. I, prop. 138.
(2) *Traité des fièvres prétendues essentielles,* 1825.
(3) *Annales de la méd. physiologique,* décembre 1830.
(4) *Examen des doct. méd.,* 1834, tom, IV, p. 98.
(5) *Pyrétologie physiologique,* 4ᵉ éd., Paris, 1831, in-8.
(6) *Traité clinique et exp. des fièvres dites essentielles,* Paris, 1826, in-8.

A la violence de l'inflammation (Sydenham, Sereta, Baglivi);

A une disposition inflammatoire des viscères, et surtout à l'inflammation du cerveau (Chirac); Sauvages a aussi regardé la céphalite et la fièvre ataxique comme synonymes; et Morgagni, dans sa septième lettre, dit que la fièvre ataxique est une phrénésie; Tommasini rapporte que, sur 100 sujets succombés dans le cours de fièvres nerveuses, il y avait 90 fois des traces d'inflammation cérébrale (1); M. Tacheron, sur 36 cas d'individus réputés morts de fièvre maligne, a trouvé 31 fois des traces d'inflammation de l'encéphale (2); on sait, enfin, que MM. Lallemand, Parent et Martinet, ont recueilli des faits d'encéphalite qui avaient été pris pour des cas de fièvre *ataxique* ou *pernicieuse*, et que la description de l'encéphalite, dans les Traités de chirurgie, nous représente assez exactement les symptômes de la fièvre ataxique;

A une alternative d'excitation et d'affaissement avec anomalies nerveuses (Pinel); cependant il reconnut qu'on trouve souvent des traces d'inflammation des méninges et du cerveau dans cette fièvre, et qu'elle a son siége dans la cavité encéphalique;

A l'affection prédominante des cordons du grand sympathique (Prost);

A la perversion d'innervation du sang (Lobstein);

A une agitation particulière des facultés cérébrale et musculaire (Georget);

A des sur-exaltations partielles dans l'encéphale, ses dépendances, les plexus et les nerfs cérébraux (Dugès);

A une gastro-entérite exaspérée avec irritation sympathique du cerveau (Broussais);

A une gastro-entérite exaspérée avec irritation sympathique prédominante à la périphérie de l'encéphale (Chauffard);

A l'irritation sympathique ou secondaire de l'encéphale, dans

(1) *Précis de la nouv. doctr. méd. italienne, 1822.*
(2) *Recueil d'observations, tom. II.*

le cas de phlegmasie locale, surtout gastro-intestinale (Bouillaud);

A l'encéphalite primitive ou secondaire dans les cas de gastro-entérite, pneumonie, métrite, péritonite (Boisseau);

A une cérébrite simple (Bally);

A la perversion et à l'irrégularité de toutes les fonctions nerveuses (Gendrin);

A une entérite villeuse avec irritation sympathique du cerveau (Roché).

Outre les opinions que nous venons de rapporter, il en est d'autres appartenant, soit aux auteurs déjà cités, soit à des noms différens, que nous allons maintenant exposer, parce qu'elles nous offrent cela de commun que les fièvres graves ou typhoïdes, adynamique et ataxique, ne sont plus regardées que comme des formes ou variétés d'une même affection, du moins dans quelques unes de ces opinions.

Parmi les auteurs qui admettent que ces fièvres ne sont qu'un résultat symptomatologique, ne nous représentant que des formes dues aux variétés de siége et d'intensité ainsi qu'aux réactions sympathiques d'une même affection (l'inflammation), on trouve en première ligne le nom de M. Broussais : « Les gastro-entérites » qui s'exaspèrent, a-t-il dit, arrivent toutes à la stupeur, au fu-» ligo, à la fé tidité, à la prostration, et représentent ce qu'on » appelle fièvres *putrides*, *adynamiques*, *typhus* ; celles dans » lesquelles l'irritation du cerveau devient considérable, qu'elle » s'élève ou non au degré de la phlegmasie, produisent le délire, » les convulsions, etc., et prennent le nom de fièvres *malignes*, *nerveuses ou ataxiques* (1). »

(1) *Examen des doctrines médicales*, 1829, tom. I, prop. 138. — Cette proposition forme la base d'un système tout entier, de la *doctrine physiologique*, diversement interprétée par les auteurs contemporains, mais qui, malgré les traces de *localisation des fièvres* dans des écrits antérieurs à 1808 et 1816, a produit toute une révolution médicale par l'impulsion donnée aux médecins du 19ᵉ siècle dans la recherche du siége et de la cause prochaine de ces maladies.

D'après MM. Petit et Serres, la lésion entéro-mésentérique paraît devoir être regardée comme cause primitive de la maladie (*loc. cit.*, p. 158-59); ils pensent que cette lésion consiste en une irritation intestinale, irritation *adynamique*, il est vrai (p. 216); mais ce serait, suivant ces auteurs, de l'absorption ultérieure, soit de la matière putride qui résulte de l'altération ou désorganisation locale (opinion actuelle de M. Petit), soit de l'inconnu matériel, ou principe, ou virus, qui a causé cette affection locale, que dépendraient les symptômes *ataxiques* et *adynamiques* (p. 164-65).

Suivant M. Bouillaud, l'inflammation ulcéreuse de l'intestin, dans les fièvres graves ou typhoïdes, représente à la fois un foyer d'inflammation et d'infection putride; mais il admet que, dans le typhus, il y a autre chose que la gastro-entérite, puisque le typhus est beaucoup plus grave que la fièvre adynamique dans laquelle cependant les altérations intestinales sont plus prononcées.

MM. Chomel et Louis regardent les fièvres ataxique et adynamique comme des formes de ce qu'ils appellent la fièvre ou l'affection typhoïde. Pour M. Chomel, l'éruption intestinale, qui est peut-être, suivant lui, secondaire à l'altération du sang, est à l'affection typhoïde ce qu'est le bubon à la peste. Quant à M. Louis, il regarde l'altération des plaques de Peyer comme la lésion *anatomique* et *caractéristique* de l'affection typhoïde (*loc. cit.*, t. I, p. 222-23); il conclut (p. 452 et suiv.) que cette affection est distincte des autres maladies, non seulement par son siége et le caractère de la lésion, mais encore par une disposition profonde imprimée aux tissus membraneux qui les porte à l'ulcération : en sorte que, sous ce rapport, l'affection typhoïde est *aux autres maladies aiguës ce qu'est la phthisie aux maladies chroniques :* dans un autre endroit de son ouvrage (t. I, p. 104) il admet que « le début de l'altération des plaques elliptiques de l'iléon était le même que celui de la maladie... »

Les opinions des auteurs qui ont employé les dénominations

de dothinentérie, entérite folliculeuse, iléo-dicliclite, etc., semblent se rapporter à celles où les altérations sont regardées comme *primitives* ou *point de départ :* cependant M. Bretonneau admet que la dothinentérie est une maladie générale, *spécifique*, une *pyréxie exanthématique;* qui a une marche fixe comme la variole, mais non produite par l'éruption : cette opinion est aussi celle de MM. Velpeau, Trousseau, Leuret, Cruveilhier.

D'après M. Andral, les fièvres graves sont causées : 1° par l'entérite simple, 2 fois sur 30 cas ; 2° par l'altération des follicules de Peyer, 28 fois sur 30 cas ; 3° par l'inflammation d'autres organes, par exemple, la cystite et la pneumonie chez les vieillards ; 4° par des lésions du sang ; 5° par des lésions des centres nerveux, d'où il résulte, suivant le même auteur (*Clin. Méd.* t. III, p. 4, 2ᵉ éd.), que les fièvres graves résultent d'altérations qui sont : ou la dothinentérie, ou d'une autre nature et siégeant dans l'intestin, ou siégeant ailleurs que dans le canal intestinal.

Telles sont les principales opinions qui ont été émises sur la nature, ou cause prochaine, des fièvres typhoïdes, opinions qui, comme nous le disions en commençant, ont en quelque sorte partagé leurs auteurs en deux camps. Sans cet examen préalable et impartialement fait, il y aurait eu témérité de notre part à formuler les conclusions que, dans la section suivante, nous allons tâcher de déduire de l'*observation* des faits aidée du *raisonnement.*

SECTION IIᵉ. *De la valeur des altérations dans les fièvres typhoïdes.*

Il ne suffirait pas, dans la question présente, d'user d'éclectisme pour choisir parmi les opinions diverses que nous avons exposées dans la section précédente : il faut encore, en s'aidant de l'observation et du raisonnement, déterminer la valeur des altérations des organes et des liquides, c'est-à-dire déterminer quelles sont, parmi ces altérations, celles qui sont *primitives* et celles qui ne sont que *secondaires*, problème sans contredit des plus difficiles, dont les meilleurs ouvrages sur la matière sont loin de nous offrir une solution complète, et dans l'examen duquel il faut se tenir en garde contre les écarts de la pure théorie.

Afin de déterminer la valeur de ces altérations, nous allons les passer en revue dans l'ordre suivant lequel nous les avons décrites dans le chapitre quatrième, mais en examinant dans le même article les altérations des organes et des liquides qui font partie du même appareil. C'est ainsi que nous rechercherons successivement la valeur des altérations, 1° du tube digestif et des matières intestinales ; 2° des organes de la respiration ; 3° des organes de la circulation et du sang ; 4° des organes de l'innervation et du liquide céphalo-spinal ; 5° des organes de la locomotion ; 6° des organes d'absorption et de sécrétion, de la bile et de l'urine ; 7° de l'enveloppe cutanée, de ses éruptions et de la sueur.

ARTICLE 1er. De la valeur des altérations du canal intestinal (parties contenantes et parties contenues).

§ Ier. *Langue, bouche.* On a dit, pour expliquer l'état fuligineux des ces parties et les divers enduits de la langue, qu'ils dépendaient du desséchement causé par le contact de l'air chez les sujets qui dorment la bouche ouverte (cas qui n'est point celui de tous les fiévreux), ou bien de l'administration des médicamens *toniques ;* mais tous les observateurs ont remarqué que ces fuliginosités existent, qu'il y ait, ou non, coïncidence du traitement tonique.

D'après M. Andral (1), les divers enduits de la bouche et de la langue ne seraient point en rapport avec l'état du reste des voies digestives. M. Louis a conclu de même (2), que l'état de la langue n'offre pas le moindre rapport avec celui de l'estomac, et que, à part les affections cérébrales, on ne doit examiner l'état de la

(1) *Clin. méd.*, tom. III, deux. éd., p. 492 et suiv.
(2) *Loc. cit.*, tom. 2, p. 66 et 106.

langue que pour elle-même et non pour connaître celui de la muqueuse gastrique.

On sait que depuis long-temps l'opinion contraire a été soutenue par M. Broussais, qui récemment (1) est venu de nouveau l'appuyer de son autorité ; seulement il admet que la rougeur et l'état de la langue peuvent disparaître avant que l'inflammation de l'estomac ait été amenée à guérison, et il avoue que, dans quelques cas, l'état de la langue peut être primitif.

De là il nous semble résulter que les divers états de la bouche et de la langue, dans les affections typhoïdes, sont des altérations *secondaires* : nous voulons dire qu'elles sont, en général, sympathiques des autres lésions des voies digestives, ou dépendantes de l'état des liquides.

§ II. *Pharynx, œsophage, estomac, duodénum.* Il résulte de ce que nous avons vu dans le chapitre précédent, que ces altérations *ne sont pas constantes,* qu'elles sont souvent les mêmes que celles qu'on rencontre dans ces organes chez des sujets emportés par des maladies autres que les fièvres typhoïdes (Louis) : nous pensons donc, avec MM. Louis et Andral, que ces altérations sont *secondaires,* ou du moins *concomitantes.*

§ III. *Intestin grêle.* Si nous nous reportons aux altérations constatées dans cette partie du canal intestinal (2), nous trouvons une *altération spéciale,* siégeant, soit dans les *follicules* ou *glandes de Peyer exclusivement* (3), soit dans la *muqueuse, les cryptes et les follicules en même temps* (4) : elle nous semble pouvoir être regardée comme *primitive, caractéristique, constante* et de nature *inflammatoire,* dans la fièvre typhoïde,

(1) *Examen des doctr. médicales,* Paris, 1834, tom. IV, p. 417.

(2) Voyez chap. 4, 1re section, art. 1er, § 3.

(3) Voir dans l'appendice les obs. 12, 14, 15, 20, 29, 34, 40, 48, 59, 63, 64, 66, 69, 71, 72, 73.

(4) Voir les obs. 1, 6, 8, 17, 26, 27, 30, 32, 38, 42, 44, 46, 49, 50, 51, 54, 57, 58.

que nous appelons *fièvre entéro-mésentérique* avec MM. Petit et Serres, *dothinenterie* avec M. Bretonneau ; entrons dans quelques développemens à l'appui de cette proposition et voyons les objections dont elle peut être l'objet.

1° *Cette lésion des plaques de Peyer est primitive, car elle commence avec la maladie et en suit le cours.* On n'a point eu, il est vrai, l'occasion de faire d'ouverture cadavérique avant le quatrième jour de la maladie; mais à cette petite distance du début, cette altération a été constatée par MM. Petit et Serres, et, comme dans ce cas, disent-ils (1), il n'y avait point eu de fièvre, on ne pouvait regarder l'altération intestinale comme une *crise* ou un *effet de la fièvre ;* elle a été vue le cinquième jour par M. Bretonneau, qui a soutenu que cette lésion commence et finit avec la maladie, le sixième jour par M. Andral ; je l'ai moi-même observée six jours après le commencement de la maladie, et certes, dans ce cas, on ne peut nier qu'elle fût très-apparente (obs. 47); M. Louis l'a constatée le huitième jour et dit formellement qu'il faut conclure « que le début de l'altération des plaques elliptiques de l'iléon était le même que celui de la maladie » (ouvr. cité, t. I, p. 104).

Cette altération des follicules de Peyer subit en outre des changemens ou transformations qui sont tout-à-fait en rapport avec les diverses phases de la maladie et qui ont été très-bien décrites par MM. Chomel, Andral et Bretonneau, depuis le cinquième jusqu'au quarante-huitième jour (2).

On peut objecter que cette altération intestinale est *secondaire,* en ce sens qu'elle serait subordonnée, comme les phlegmasies disséminées (rougeole, variole, etc.), à une *condition morbide* (3); ou bien encore parce qu'elle existerait chez les animaux qui ont offert des symptômes typhoïdes après avoir été soumis à l'impres-

---

(1) Ouvr. cité, p. 149 et 150.
(2) Voy. le chap. 4, sect. 1, art. 1, § 3.
(3) Chomel, *Leçons sur la fièvre typhoïde,* 1834, p. 531 et suiv.

sion de miasmes putrides ou à l'injection de matières putrilagineuses dans les veines ; mais dans la première partie de l'objection on admet une parfaite analogie entre la *fièvre typhoïde* (*dothinentérie*) et la *variole* et quelques autres fièvres éruptives, ce qui n'est probablement pas complétement démontré ; pour ce qui est de l'altération intestinale trouvée chez les animaux dont on a primitivement lésé le sang par les expériences indiquées, rien n'autorise jusqu'à présent à faire admettre qu'il y a *identité* entre cette altération intestinale et celle des plaques de Peyer dans la fièvre typhoïde.

2° Nous disons, comme M. Louis (1), que la lésion des plaques de Peyer est la lésion *anatomique et caractéristique de l'affection typhoïde* (pour nous *entérite folliculeuse typhoïde*) ; on a observé, il est vrai, cette altération folliculeuse dans d'autres maladies, par exemple dans le *choléra-morbus* épidémique, où les plaques sont plus saillantes et revêtent toujours le même aspect, à l'état chronique chez les phthisiques (Andral), dans la *scarlatine* où leur gonflement est moins considérable et dans laquelle la terminaison par ulcération n'a point lieu (Louis, Dance, Rayer). Nous n'ignorons pas que l'on peut faire ici un rapprochement *étiologique* entre ces maladies et les divers typhus ; mais, sous le point de vue qui nous occupe, quelle faible analogie résulte de ce rapprochement ! La valeur de l'altération folliculeuse dans la fièvre typhoïde n'est-elle pas désormais consacrée sous le nom de *caractéristique* ?

3° Cette lésion des plaques de Peyer est en général admise comme constante par presque tous les observateurs, Andral, Louis, Bouillaud, Chomel, etc. ; c'est ce que nous avons établi en parlant de l'anatomie pathologique du tube digestif ; mais, à cette occasion, nous avons aussi signalé l'absence de la lésion des plaques de Peyer dans un certain nombre de cas de

____

(1) Ouvr. cité, tom. I, p. 196, 222 et 223.

fièvre typhoïde bien observés : de là, une objection puissante à laquelle nous répondrons ainsi :

Ou bien les symptômes, dans ces cas, avaient été réellement ceux de la fièvre typhoïde que nous appelons fièvre *entéro-mésentérique* ou *dothinentérie*, et alors l'altération des plaques de Peyer a pu *manquer totalement* comme dans quelques cas *exceptionnels* ou *être remplacée* par une *entérite ordinaire, simple* ou *villeuse,* ce qui a été constaté par MM. Andral (1), Louis (2) et par l'auteur de ce travail (3), ou, enfin, avoir disparu par cicatrisation complète des ulcères intestinaux dans quelques cas où, comme dans les observations 23 et 24, la mort a été due, après une longue durée de la maladie, aux altérations *secondaires* ou *consécutives* du sang et des centres nerveux principalement, de même que l'on voit quelquefois cette terminaison fatale survenir dans la *rage,* le *télanos,* ou la fièvre typhoïde des amphithéâtres, long-temps après la cicatrisation de la plaie ou de la piqûre qui leur a donné naissance ;

Ou bien les symptômes typhoïdes, dans les cas de *fièvre typhoïde* sans *altération intestinale* avaient leur point de départ dans d'autres organes; il suffit de rappeler ici la cystite et la pneumonie *adynamiques* des vieillards (Andral), la phlébite, les cas où le sang et les centres nerveux peuvent être affectés *primitivement ;* mais ces fièvres typhoïdes ne sont pas la même chose que celle que l'on appelle *fièvre entéro-mésentérique* ou *dothinentérie.*

4° La lésion des plaques de Peyer, dans la fièvre typhoïde, est de nature inflammatoire; vainement dira-t-on que la muqueuse intestinale n'est pas plus affectée ou enflammée alors que la peau dans le *furoncle* ou l'*anthrax*, car le furoncle et l'anthrax, pour n'avoir pas le même siége anatomique que l'érysipèle ou le phleg-

---

(1) *Cours de pathol. int. à la faculté,* 1831.
(2) *Affection typhoïde simulée,* loc.cit., tom. II, chap. 5, p. 440.
(3) Voir les obs. 4 et 19.

mon, n'en constituent pas moins des inflammations de la peau ; nous conclurons donc qu'il faut voir dans cette altération des plaques de Peyer une inflammation *spéciale* de l'intestin, ce qu'avait reconnu Pinel lui-même en regardant la *fièvre entéro-mésentérique* comme une *variété* de l'entérite aiguë (1), et que l'on doit admettre entre les inflammations et autres lésions des deux tégumens *externe* et *interne*, une analogie fondée sur celle de leur structure et signalée d'ailleurs par MM. Bretonneau, Rayer, Billard, De Blainville, etc.

5° Il est une autre objection non moins importante que celles dont nous nous sommes occupés jusqu'ici ; c'est celle qui consiste à dire : *il n'y a pas de rapport entre les symptômes de la fièvre typhoïde et l'altération des follicules de Peyer ;* c'est la même idée qu'exprimait Laënnec dans son cours de médecine au collége de France (1825 et 1826) lorsqu'il disai t, pourét ablir que les fièvres graves dépendent d'une altération locale, il faut non seulement qu'il y ait *simultanéité*, mais encore *rapport d'intensité* entre la *cause* et l'*effet*......

Nous ferons d'abord observer que nous ne faisons pas dépendre uniquement les symptômes des fièvres typhoïdes d'une *altération locale ;* nous dirons ensuite que nous croyons avoir prouvé que la *simultanéité* existe entre l'altération locale et les symptômes. Quant au rapport d'intensité, s'il ne paraît pas constant, cela ne pourrait-il pas dépendre, comme l'a dit M. Andral, des conditions *d'hématose* et *d'innervation* dans lesquelles se trouvent les sujets affectés ? « Sans doute, un grand nombre de maladies » reconnaissent pour point de départ une lésion toute locale ; mais » la gravité de cette lésion, les symptômes qui se manifestent à » son occasion, ses terminaisons diverses, les modifications mêmes » que lui impriment les méthodes thérapeutiques qu'on lui op- » pose, dépendent des *conditions* dans lesquelles cette *lésion* » *locale* a trouvé le *tout vivant* (1). »

(1) *Nosogr. philosoph.*, tom. I, p. 416, 6ᵉ éd.
(2) Andral, *anat. path.*, tom. II, 1ʳᵉ partie, p. 218 et 240.

Les observations exposées dans l'ouvrage de M. Louis, sous les noms d'affections typhoïdes *latente*, *douteuse* et *simulée* (1), semblent de prime abord venir en aide à l'objection dont il s'agit ici; nous nous arrêterons un instant aux trois chapitres où sont consignées ces trois séries d'observations qui ne contredisent en rien, suivant nous, les conclusions auxquelles nous sommes nous-même arrivé.

Le chapitre 3 renferme des observations d'affection typhoïde *latente*, c'est-à-dire dans lesquelles les symptômes étaient *légers* et les altérations intestinales *graves;* ici évidemment il ne semble pas y avoir de rapport entre la cause et l'effet; mais on va voir que M. Louis a répondu indirectement à cette objection dans le chapitre suivant.

Dans le chapitre 4, on trouve des faits d'affection typhoïde *douteuse,* c'est-à-dire dans lesquels les symptômes en étaient au comble *d'intensité,* et les altérations intestinales *presque nulles;* M. Louis suppose alors qu'on lui adresse cette objection : « Sans » doute, la maladie a suivi la marche que vous indiquez; mais » cette disproportion entre les symptômes et les lésions, vous ne » l'expliquez pas... Quand on m'aura montré (c'est M. Louis qui » parle) comment des lésions extrêmement graves ne donnent » lieu qu'à de légers symptômes (2), je répondrai à la question »· inverse qu'on peut faire dans beaucoup d'affections différentes » de celle dont il s'agit... (3) » On voit donc que, sans admettre *explicitement* les conditions *d'hématose* et *d'innervation* par lesquelles M. Andral explique ce défaut de rapport apparent entre les symptômes et les altérations, M. Louis n'attache peut-être pas à cette objection toute l'importance que d'autres ont cru y trouver.

Dans le chapitre 5 sont rapportées des observations d'affection typhoïde *simulée*, c'est-à-dire dans lesquelles existaient bien à

<hr>

(1) Tom. II, chap. 3, p. 332; chap. 4, p. 383 ; chap. 5, p. 410.
(2) Obs. du chap. 3 de M. Louis.
(3) Ouvr. cité, tom. II, , p. 383.

la vérité les symptômes de cette affection, mais sans ulcération des follicules de Peyer; mais ici encore ce défaut de rapport n'est qu'apparent; car si, dans ces observations, les glandes de Peyer étaient saines, la muqueuse de l'iléon ou des gros intestins était toujours altérée.

Pour nous résumer, nous dirons que les observations exposées dans les chapitres, 3, 4 et 5 du tome 2 de l'excellent ouvrage de M. Louis, n'établissent point nécessairement le défaut de rapport entre les *altérations intestinales* et les *symptômes,* puisque,

A. Si, dans le chapitre 3, les altérations intestinales étaient *graves* et les symptômes *légers* (1), il en est de même pour toutes les maladies en général, et que cela semble dépendre des conditions dans lesquelles se trouvent les individus affectés (Andral);

B. Si, dans le chapitre 4, les lésions des plaques étaient *légères* et les symptômes *très-intenses* (2), il faut remarquer que, dans les observations de ce chapitre 4, les altérations du gros intestin étaient *constantes* et *graves* (3);

C. Si, dans le chapitre 5, existaient les symptômes de l'affection typhoïde, bien que les glandes de Peyer fussent *saines* (4), il y avait alors *ramollissement,* soit de la muqueuse colique, soit de celle de l'iléon; tandis que, dans les cas où les symptômes et les altérations des follicules de Peyer avaient le maximum d'intensité, la muqueuse du colon était saine, sans ramollissement;

D. L'altération du sang et des autres liquides peut rendre compte de la disproportion entre les symptômes et les altérations intestinales à une certaine période de la fièvre typhoïde, ainsi que nous l'établirons en parlant de la valeur des altérations du sang dans l'un des articles suivans.

§ IV. *Intestin gros.* Ses altérations sont en général moins

(1) Affection thyphoïde latente, p. 332.
(2) Affection typhoïde douteuse, p. 383.
(3) Voir les obs. 46, 47, 48, 49. du chap. IV de M. Louis.
(4) Affection typhoïde simulée, p. 410.

constantes que celles de l'intestin grêle; aussi sont-elles loin d'avoir la même importance. Nous ferons cependant remarquer ici, ainsi que nous l'avons déjà fait dans l'anatomie pathologique, que les altérations du cœcum et des colons sont très-prononcées, et par conséquent *caractéristiques et primitives*, toutes les fois que les lésions de l'intestin grêle sont légères ou même nulles comme dans les observations 2, 19, 23, 30, 51, 70 : aussi, M. Louis n'hésite-t-il pas à regarder le météorisme et les ulcérations du gros intestin comme ayant la même importance que la lésion des plaques de Peyer (1).

§ V. *Matières contenues dans le canal intestinal.* Nul doute que, d'après ce que nous savons de l'influence de l'inflammation des organes sur leurs produits de sécrétion, les altérations intestinales peuvent souvent amener *secondairement* des modifications anormales des fluides sécrétés par le tube digestif ou qui y sont contenus; mais nul doute, d'un autre côté, comme l'a si bien établi M. Forget dans ses recherches sur l'humorisme rationnel (2), que l'altération de ces produits divers pourra être *primitive* dans les cas où les matériaux qui concourent à leur élaboration viendront à être de mauvaise qualité.

Le sang pur, ou mêlé aux féces, que l'on trouve souvent dans le canal intestinal, peut provenir d'une hémorrhagie, soit primitive, active ou sthénique (irritation hémorrhagique de Marandel), soit, au contraire, secondaire et passive, cas dans lequel l'hémorrahie est liée à l'altération du sang ou a lieu lors de la chute des eschares d'où résultent les ulcérations de la muqueuse intestinale.

On attribuait anciennement le météorisme à la putridité ; il dépend , d'après M. Broussais (3) , soit de la nature des ingesta ,

<hr>

(1) Ouvr. cité, tom. I , p. 261 et suiv.

(2) *Journ. hebd. de medecine*, 6ᵉ année, tom. I , p. 177. — *Dictionnaire de médecine et de chirurgie pratique*, art. SANG, t. XIV, p. 473.

(3) *Examen des doctr. méd.*, p. 548, tom. IV, 1834.

soit d'une irritation avec chaleur qui vaporise les fluides du tube digestif. M. Louis ne l'attribue ni à la putridité, ni à la colite, ni à l'altération du sang, mais à une cause *spéciale* (1) ; du reste, il admet, comme nous le disions il n'y a qu'un a instant, que ce météorisme présente un caractère non moins important que l'altération des plaques de Peyer.

Article II. De la valeur des altérations des organes de la respiration.

A part l'engorgement catarrhal dénoté par le râle muqueux, on peut dire que les altérations des organes de la respiration ne sont pas *constantes* : d'où l'on peut inférer qu'elles sont *secondaires* ou *concomitantes*, et qu'elles surviennent sans doute à l'occasion des sympathies qui s'établissent par suite des lésions intestinales.

N'est-ce pas le lieu de rappeler ici que M. Scoutetten a ingénieusement expliqué (2) l'espèce de corrélation qui existe entre les inflammations *pulmonaire* et *gastro-intestinale* par la distribution d'un même nerf au poumon et à l'estomac, du pneumo-gastrique, dont le nom même révèle cette circonstance anatomique ? cette explication ne ressort-elle pas du système de M. Ch. Bell sur les nerfs du corps humain ? le physiologiste d'outre-mer n'admet-il pas (3), en effet, que les maladies du poumon et de l'estomac s'influencent réciproquement, et surtout que la *moindre irritation de l'estomac provoque ou augmente les maladies du poumon ?*

On peut, en outre, se rendre compte du caractère *secondaire* de ces altérations, en considérant que la durée longue des fièvres typhoïdes, et le décubitus dorsal long-temps prolongé, favorisent, dans une foule de cas, la pneumonie que pour ces motifs on a

____

(1) Ouvr. cité, tom. II, p. 39.

(2) *Thèse inaug.* Paris, 1822.

(3) *Exposition d'un nouv. système des nerfs du corps humain*, Paris, 1825, p. 149.

appelée *hypostatique* (Piorry); et qu'on détermine, pour ainsi dire, à volonté, l'engouement pulmonaire suivant la position que l'on donne au sujet dans les derniers instans de l'agonie, ou au cadavre immédiatemement après la mort, ainsi que cela a été nombre de fois constaté par Bayle, Béclard, Laënnec, Chomel, Andral, Piorry, etc.

ARTICLE. III. De la valeur des altérations des organes de la circulation et du sang.

Une première remarque à faire sur les altérations du cœur et de l'aorte, c'est que ces altérations ne sont pas constantes (Louis). Disons en second lieu qu'on a singulièrement exagéré leur importance, et qu'elles sont souvent cadavériques (1). M. Louis pense que la rougeur de l'aorte, qui était toujours en rapport avec le ramollissement du cœur, est due à un état particulier et à l'imbibition, mais il ne peut décider si cette coloration est primitive ou secondaire (2); M. Chomel, se fondant sur les expériences faites par MM. Trousseau et Rigot sur les artères et les veines des chevaux, ne regarde pas comme inflammatoire la rougeur du cœur, de l'aorte et des autres artères, rougeur qu'il semble porté à attribuer à l'imbibition (3); on sait que cette opinion était aussi professée par Laënnec.

On n'ignore pas, d'un autre côté, quel rôle important J.-P. Frank, Reil, Schmück, et dans ces derniers temps M. Bouillaud, ont fait jouer à ces altérations dans la production des phénomènes fébriles en général. Boisseau a admis de même, dans la quatrième édition de sa pyrétologie, que les rougeurs du cœur et des gros vaisseaux artériels sont plus importantes que ne l'a donné à entendre M. Andral.

Il résulte de là qu'il est très-difficile de déterminer la véritable

(1) Andral, lecture faite à l'Académie royale de médecine, séance du 9 février 1830.

(2) Loc. cit., tom. I., p. 349.

(3) *Leçons sur la fièvre typhoïde*, 1834, p. 278 et suiv.

valeur de ces altérations du cœur et que de nouvelles recherches sont peut-être nécessaires pour éclairer la question de savoir si cette rougeur est ou n'est pas inflammatoire (1); toutefois, comme ces altérations ne sont pas constantes (Andral, Louis, Chomel), nous n'hésitons pas à les regarder comme *secondaires* dans un grand nombre de cas, liées, en un mot, aux altérations du sang lui-même.

Quant à celles-ci, sans admettre aveuglément tout ce qu'ont rapporté les auteurs à ce sujet, on ne peut s'empêcher d'admettre qu'elles sont *constantes*, en tant du moins qu'elles consistent dans la coloration rosée, la plus grande fluidité, le défaut de couenne ou la couenne imparfaite, la dissolution de la fibrine, du sang; mais ces altérations du sang sont-elles *primitives* ou *secondaires?* Dans quels cas sont-elles *primitives?* Dans quels cas sont-elles *secondaires?* Voici de quelle manière on peut, à notre sens, se rendre compte de la valeur de ces altérations :

1° Par le mélange avec le sang, ou par l'absorption, de la matière *sanieuse* ou *putride* qui se trouve à la surface des ulcérations de l'intestin (Petit et Serres, Bouillaud), et c'est le cas de dire avec Schonlein que la maladie consiste alors en un véritable *typhus abdominal.* N'est-ce pas par un mode analogue que s'altère le sang, dont la lésion amène ensuite des symptômes ataxiques et adynamiques ou de fièvre *nerveuse* et *putride,* chez les personnes blessées avec un scalpel imprégné de matière putrilagineuse? ce mode d'infection du sang, et par suite des autres liquides, ne devient-il pas évident dans les cas de *phlébite utérine,* maladie si bien étudiée dans ces dernières années, où l'on voit très-souvent les symptômes des fièvres graves ou typhoïdes suivre l'altération du sang due à son mélange avec le pus, soit que ce pus soit entraîné en nature dans les veines, soit qu'il passe dans le torrent de la circulation par imbibition ou absorp-

(4) Ces recherches viennent d'être en très-grande partie réalisées dans le *Traité clinique des maladies du cœur* de M. le prof. Bouillaud, Paris, 1835, 2 vol. in8, fig.

tion? ou bien encore le sang ne s'altère-t-il pas dans la phlébite des villosités intestinales (Ribes), comme dans les cas de phlébite utérine?

On peut invoquer, à l'appui de cette manière de voir, des expériences nombreuses de physiologie expérimentale qui ont une haute portée dans la question présente : c'est ainsi que des symptômes fébriles typhoïdes ont été déterminés par l'injection de liquides âcres dans les veines de chiens et autres animaux (Baglivi (1)); par l'injection de matières putrides dans les veines ou le tissu cellulaire de divers animaux (Fourcroy (2), Gaspard (3), Magendie (4), Bouillaud (5), Cruveilhier); par l'injection dans les veines d'un chat et d'un chien du sang tiré de la veine d'un écorcheur mort de fièvre putride avec pustule gangréneuse (Gendrin (6)); par l'injection dans les veines, ou l'application sur le tissu cellulaire, de chevaux sains, d'une certaine quantité de sang tirée de chevaux atteints de charbon (Leuret et Hamont (7)).

On voit que, d'après cette explication, les altérations du sang seraient *secondaires* : mais comme il est indubitable que la mort arrive souvent sans que l'on puisse constater d'ulcération intestinale, il s'ensuivrait que cette explication serait inadmissible, si l'on ne savait que ces ulcérations intestinales peuvent disparaître après avoir existé d'abord et causé l'altération du sang, de la manière qui vient d'être exposée : c'est ce qui paraît avoir eu lieu dans les obs. 23 et 34 ; l'altération *secondaire* du sang persiste alors après la disparition de la cause locale première, de de même que nous voyons les symptômes typhoïdes ou tétaniques persister après la cicatrisation d'une plaie faite avec un instrument imprégné de matière putride ou mal acéré. Quant aux cas

(1) *Traité des malad.* trad. du latin de Baglivi, par D'Aignan, p. 79.
(2) *Mém. de la société roy. de méd. de Paris*, 1782-83, p. 498 et suiv.
(3) *Journ. de physiol. exp.* de M. Magendie, tom. I, II, IV, V.
(4) *Journ. de physiol. exp.*, tom. III.
(5) *Traité clin. et exp. des fièvres dites Essentielles.*
(6) *Recherches sur les causes et la nature des fièvres.*
(7) *Nouvelle bibl. médicale*, 1826, tom. II et IV, et 1827, tom. IV.

dans lesquels la mort prompte du sujet coïncide avec l'absence d'ulcérations intestinales (comme dans l'obs. 47), on peut alors expliquer l'altération du sang par les considérations suivantes :

2° Par l'exaltation des organes circulatoires, absolument comme chez les animaux autour desquels on élève la température de l'air (De la Roche), ou qui ont été surmenés (Duhamel, Dupuy) : c'est ainsi que M. Rochoux dit avoir vu, dans un cas, la fièvre putride se développer chez un individu à la suite d'une course forcée (1); exaltation des organes circulatoires qui pourra elle-même résulter du *retentissement* (qu'on me passe l'expression) de la phlegmasie intestinale; et il est digne de remarque que Stahl rangeait parmi les avantages de la *fièvre* celui de diminuer l'épaississement du sang dans les maladies en le faisant *passer plus souvent à travers le parenchyme de viscères.*

3° Il me paraît indubitable que, dans certains cas, cette altération du sang pourra être *primitive*, soit qu'elle résulte de l'absorption vicieuse de l'organe digestif, ou du passage dans les voies circulatoires, ou bien, enfin, de l'application sur la peau ou la muqueuse pulmonaire de particules nuisibles ou putrides : en un mot, il se passera alors ce qu'on observe chez les animaux nourris avec des viandes gâtées et renfermées dans un lieu sombre, humide et imprégné des miasmes de leurs alimens pourris et de leurs propres excrétions (exp. de M. Scoutetten), ou bien chez les animaux exposés, dans un grillage, sur un tonneau contenant des matières en putréfaction (exp. de M. Magendie (2)).

Sans doute, ce double mode de lésion *primitive* du sang peut déterminer une *fièvre typhoïde*, mais une *fièvre typhoïde* qui ne sera pas la *dothinentérie*; toutefois il est à présumer que cela a plutôt lieu dans le typhus que dans les fièvres typhoïdes : car, s'il en était ainsi dans le dernier cas, la mort surviendrait alors beaucoup plus promptement, puisque, d'après les expériences de Fourcroy, la mort était *subite*

(1) *Journ. hebdomadaire de médecine*, tom. II, 1834, p. 285.
(2) *Journ. de physiol. exp.*, tom. III.

chez les animaux lorsqu'il mêlait *directement* des humeurs *putrides* au sang, tandis que la mort ne survenait que lentement lorsqu'il faisait l'injection dans le tissu cellulaire de l'animal : or, dans les fièvres typhoïdes, la mort, à moins d'accident et de complication telle que la perforation intestinale, ne survient pas d'une manière *instantanée*, jamais, par exemple, avant le 4ᵉ ou le 5ᵉ jour de maladie, ce qui a été vu dans le véritable typhus.

4° Enfin, cette altération du sang pourra reconnaître pour cause une lésion de l'innervation. M. Dupuy n'a-t-il pas vu se produire une *affection gangréneuse* sur un cheval sain dans la veine jugulaire duquel il avait injecté le sang dissout provenant d'un autre cheval dont les deux nerfs pneumo-gastriques avaient été liés comme dans les expériences de Dupuytren et de M. Mayer (1)? Quant à cette lésion de l'innervation elle-même, elle pourra résulter de l'une des causes qui agissent sur l'absorption et dont nous avons parlé dans cet article, ou bien sa valeur sera telle que nous allons la constater dans l'article suivant.

D'après tout ce qui précède, on voit que les altérations des organes de la circulation et du sang lui-même peuvent primitivement donner lieu à certaines fièvres typhoïdes ; mais que dans l'espèce de fièvre typhoïde que nous appelons *fièvre entéro-mésentérique*, ces altérations sont *secondaires*.

ARTICLE IV. De la valeur des altérations des organes de l'innervation et du liquide céphalo-spinal.

On peut admettre comme clairement démontré que les troubles de l'intelligence, de la locomotion et de la sensibilité, dans les fièvres typhoïdes, révèlent l'altération ou une modification quelconque des centres nerveux, d'où on a été porté à placer dans le centre cérébro-spinal, mais surtout dans la moelle, le siége de ces affections (Fr. Hoffmann, J.-P. Frank, Chaussier, Ser-

(1) Andral, *anat. path.*, tom. I, p. 543-44.

res (1), Abercrombie, Ollivier, etc.); c'est ainsi encore qu'on a
observé les symptômes de la fièvre *adynamique* dans la dernière période du ramollissement du cerveau (Rostan), qu'on re-
trouve ceux de la fièvre *ataxique* en lisant la description de l'encéphalite dans les traités de chirurgie, qu'on a rapporté la débilité musculaire, au début de ces maladies, à la compression exercée par l'épanchement de sérosité céphalo-spinale sur le cordon
rachidien et les racines des nerfs vertébraux (Barbier d'A-
miens) (2), etc.

Toutefois, si l'on considère que les altérations des organes de
l'innervation ne sont pas *constantes*, ainsi que nous l'avons dit
dans le chapitre IV (3); que ces lésions sont les mêmes dans la
fièvre typhoïde que dans les autres maladies (Louis); enfin qu'il
existe un contraste remarquable entre le défaut de constance et
de gravité de ces altérations, d'une part, et, de l'autre, l'intensité des symptômes fournis par le trouble des organes de la vie
animale ou de relation, on peut, ce me semble, conclure que ces
symptômes n'ont pu à la vérité avoir lieu que par une modification survenue dans les centres nerveux, mais que la cause première de cette modification se trouve ailleurs que dans l'axe cérébro-spinal lui-même.

Mais si ces altérations ne sont pas *primitives*, à quelles autres
altérations devra-t-on les rattacher? Elles peuvent dépendre,
1° de l'altération du sang qui ne stimulera plus les centres nerveux comme dans l'état normal; c'est ce que prouvent les injections de matières putrides dans les veines des animaux, et peut-
être est-il rationnel de rapporter plus particulièrement les symptômes adynamiques au défaut ou à la perversion du stimulus exercé
par le sang sur les centres nerveux; 2° on peut rattacher ces al-

(1) *Anat. comp. du cerveau dans les quatre classes d'animaux vertébrés*, tom. II,
p. 710.

(2) *Mat. méd.*, deux. édition, tom. II. p. 222.

(3) 1re section, art. IV.

térations à celles du tube digestif lui-même ; mais par quel lien ? par les sympathies.

Certes je ne veux point faire ici l'histoire des sympathies et encore moins chercher à expliquer leur mécanisme ; mais croit-on qu'une surface aussi étendue, aussi absorbante et aussi riche en organisation, que celle du grêle intestin, puisse être enflammée sans produire des phénomènes sympathiques nombreux? M. Flourens n'a-t-il pas dit(1) que ce qu'il appelle la *dispersion* et la *généralisation des irritations*, ou les *sympathies générales*, résulte de la communication établie entre tous les nerfs au moyen de la moelle? n'est-ce pas à ces liens sympathiques qu'il faut attribuer les lassitudes générales, les pandiculations, la céphalalgie, les douleurs dans les membres et à la partie postérieure du tronc, le frisson et le tremblement, etc., en un mot, tous les symptômes que M. Double a si bien décrits sous la dénomination d'*imminence* des maladies, après Schroeder, qui ne s'était guère occupé que des prodrômes des fièvres (2)? Ces symptômes, attribués à l'engorgement des vaisseaux de la moelle, par Baillou, Hoffmann, Ludwig, Frank, Ollivier, regardés avec raison par M. Double (3) comme des dérangemens de la sensibilité, en un mot, comme des troubles nerveux, et qu'on pourrait à la rigueur rapporter à l'action première des causes de ces maladies sur le système nerveux, ne sont-ils pas plutôt un résultat *sympathique* de l'affection intestinale que nous avons, avec M. Louis (4), dit être *constante, caractéristique* et *primitive?* N'est-ce pas le cas de citer ici cet aphorisme si connu du père de la médecine, et dont, suivant l'idée de M. Andral (5), on ne peut trop faire ressortir la justesse pour ce qui est de la production des phlegmasies digestives :

(1) *Rech. exp. sur les propriétés et les fonctions du système nerveux*, 1824.

(2) *Journ. gén. de la soc. de médecine de Paris*, rédigé par Sédillot, tom. II, p. 425.

(3) Lecture faite à l'Académie royale des sciences dans la séance du 15 octobre 1832.

(4) Ouvr. cité, tom. I, p. 104, 196, 222, 223.

(5) *Leçons sur la gastro-entérite*, 1834.

« *Lassitudines sponte oborlæ morbos denuntiant?* » Toutes
ces considérations, enfin, ne tendent-elles pas, conjointement avec
les opinions des auteurs qui s'accordent pour placer dans le cerveau la cause de la fièvre ataxique (1 , à faire considérer les phénomènes ataxiques comme dépendant de l'irritation *secondaire*
ou *sympathique* des centres nerveux?

Les mêmes considérations nous portent à regarder comme *secondaire* l'épanchement de sérosité spinale que nous avons vu,
dans le chapitre IV, être plus abondant dans la forme *adynamique* que dans l'état *ataxique*.

ARTICLE V. De la valeur des altérations des organes de locomotion, d'absorption
et de sécrétion, de la bile et de l'urine, de la peau et de la sueur.

§ Ier. *Locomotion, muscles.* Bien que l'appareil locomoteur,
les muscles surtout, annoncent toujours, dans les fièvres typhoïdes, tantôt une faiblesse profonde (adynamie), tantôt une suracti-
vité insolite (ataxie), tantôt, enfin, ces deux ordres de symptômes
réunis, les altérations que présentent les muscles ne sont ni assez
constantes ni assez graves pour qu'on ne doive pas chercher ailleurs la cause dont elles dépendent.

Si l'on remarque, d'un autre côté, que la plupart des altérations que présentent les faisceaux musculaires sont des lésions de
nutrition et que la fibrine entre surtout dans leur composition,
on ne pourra ne pas regarder ces altérations comme *secondaires*
et liées à l'état du sang.

§ II. *Ganglions du mésentère.* Les lésions des ganglions
mésentériques ont été trouvées constantes et caractéristiques par
MM. Petit et Serres, Louis, Chomel. Il existe entre elles et les altérations intestinales un rapport direct, de telle sorte que le développement des unes suit exactement le développement des autres; aussi pensons-nous qu'elles doivent être regardées comme
primitives.

(1) Voy. le chap. 5, sect. 1re, art. 2, § 2.

§ III. *Rate, foie et bile, reins et urine.* Les altérations de
la rate sont regardées par MM. Louis et Chomel comme consti-
tuant une lésion spéciale et secondaire dans l'affection typhoïde ;
M. Andral, tout en convenant que ces altérations de la rate se
rencontrent plus spécialement dans les fièvres graves que dans
les autres maladies, n'en pense pas moins qu'on a exagéré leur
importance et l'espèce de spécialité qu'on a voulu y attacher (1).
Bien que, d'après les faits exposés en parlant de l'anatomie pathologique (2), les altérations de la rate semblent, dans un assez
bon nombre de cas, en rapport avec celles de l'estomac, je regarde ces altérations comme *secondaires* et liées à l'état du
sang.

Les altérations du foie et de la bile, des reins et de l'urine nous
semblent encore dépendre de celles du sang et n'offrir qu'un caractère *secondaire.*

§ IV. *Peau et sueur.* Les sudamina qui, suivant MM. Chomel
et Louis, ne seraient pas toujours en rapport avec la sueur, et les
taches rosées, lenticulaires, semblent offrir à ces auteurs un caractère spécial et secondaire.

La tendance de la peau à se ramollir, à s'ulcérer et à se gangréner n'est pas ce qu'il y a de moins remarquable dans les fièvres
qui nous occupent. On a rapporté la formation des eschares gangréneuses à un défaut d'innervation (Chauffard), à l'inflammation, au ramollissement ou à la destruction de la moelle (Bellingeri, Ollivier), toutes altérations qui, d'après Wilson, Philipp,
Tréviranus, Flourens, entraînent la lésion et la suspension de la
circulation des capillaires de la peau, aux effets de la compression,
par décubitus prolongé sur des nerfs affaiblis (Chauffard,
Caffort).

En remarquant que, par les expériences d'injections putrides,

____

(1) *Cours de pathologie interne,* 1831.
(2) Chap. 4, 1re section, article 6, § 2.

dans les veines des animaux dont nous avons parlé précédemment, on a produit des effets à peu près semblables, ne sera-t-on pas disposé à attribuer à l'altération du sang cette tendance générale des tissus au ramollissement et à la putréfaction? à regarder en un mot, comme *secondaires* toutes ces altérations qui se rapportent à la nutrition, y compris le caractère de putridité présenté dans quelques cas par la sueur?

Ce serait ici le lieu de s'occuper de plusieurs phénomènes importans qui se rattachent anx altérations de nutrition et de sécrétion; je veux parler des phénomènes *critiques* au nombre desquels figurent surtout la diarrhée, les changemens dans les propriétés de l'urine, etc., etc. Je dirai seulement que, d'après tout ce que nous avons vu, l'altération du sang et des autres liquides est bien réelle dans les fièvres typhoïdes, et qu'il ne paraît pas déraisonnable de voir des phénomènes *critiques* dans la tendance de l'organisme à se débarrasser de ce qu'on peut, avec raison, appeler ici une véritable *humeur peccante*.

RÉSUMÉ.

1.º Les altérations de l'intestin grêle et des ganglions du mésentère sont *primitives* ;

2.º Les altérations de la langue, de la bouche, du pharynx, de l'œsophage, de l'estomac, du duodénum, du gros intestin, des matières intestinales, des organes de la respiration, du sang, des organes de la circulation et de l'innervation, du liquide céphalospinal, des muscles, du foie et de la bile, des reins et de l'urine, de la rate, de la peau et de la sueur sont *secondaires* : et par altérations secondaires, nous voulons dire altérations *accidentelles*, *sympathiques* ou *consécutives*, triple division à laquelle nous avons en effet rapporté toutes les altérations secondaires.

3º Les altérations du gros intestin, des matières intestinales, du sang, des organes de la circulation et de l'innervation, nous semblent pouvoir être *primitives* dans quelques cas.

Que si l'on nous demandait quelle est la nature ou la cause des symptômes *adynamiques* et *ataxiques* qui caractérisent les fièvres dites typhoïdes, nous dirions :

4° La fièvre *adynamique* est due à l'altération du sang et des autres liquides, altération du sang qui peut être *primitive*, mais qui, dans la majorité des cas, se produit *secondairement* ou *consécutivement* dans l'entérite folliculeuse ulcérée ;

5° la fièvre *ataxique* est due à l'irritation des centres nerveux, irritation *sympathique* de l'inflammation d'un autre organe, presque toujours de l'entérite folliculeuse aiguë ;

6° Les symptômes *ataxo-adynamiques*, qui sont souvent réunis dans la même fièvre typhoïde (1), dépendent en même temps de l'altération *secondaire* du sang et de l'irritation *sympathique* du centre cérébro-spinal.

Telles sont nos conclusions, notre profession de foi ; elles nous semblent pouvoir être sanctionnées par ces paroles de Bichat : « Une théorie exclusive de solidisme ou d'humorisme est un con-
« tre sens pathologique. »

Chapitre VI. *Traitement des fièvres typhoïdes.*

Nous avons fait connaître dans le chapitre précédent les opinions diverses des auteurs sur la nature des fièvres typhoïdes ; il faut donc s'attendre à retrouver ici la même variété de vues thérapeutiques ; que de moyens de toutes sortes n'ont pas été mis en usage depuis la diète et les débilitans directs jusqu'aux toniques les plus actifs ! C'est donc surtout au sujet de ces maladies qu'il est vrai de dire que *chaque système pathologique a reflué sur la thérapeutique* (Bichat) ; ainsi Hippocrate, qui employait quelquefois les vomitifs et les purgatifs, s'en tenait le plus souvent à la méthode d'expectation ; Galien et ses successeurs

______

(1) Vingt fois sur soixante-quinze cas : obs. 1, 2, 4, 7, 8, 12, 14, 15, 21, 31, 33, 35, 36, 42, 43, 48, 50, 52, 56, 60.

12

suivirent un traitement mixte (saignées, boissons délayantes, diète, purgatifs); Stahl se renferma dans une inactivité presque complète; Chirac, en recourant aux purgatifs, croyait chasser du corps la cause de la maladie qu'il plaçait dans les fluides; depuis Vanhelmont la saignée fut négligée, ce fut le tour des acides, des alkalins, des sels; Hoffmann préconisa les antispasmodiques; Stoll, les émétiques; Brown, voyant partout de l'asthénie, prodigua les toniques et les stimulans diffusibles; Frank et Pinel recouraient aux vomitifs et aux toniques, etc.

Si nous consultons les méthodes de traitement adoptées par les médecins de l'époque actuelle, nous trouvons la même variété de vues thérapeutiques : les uns recourent aux contre-stimulans, les autres aux doux purgatifs ; ceux-ci emploient les toniques et les stimulans généraux ; ceux-là ne voient point de salut hors des antiphlogistiques.... Quel degré de confiance doit-on accorder à ces différens moyens? Serait-il donc vrai que les méthodes de traitement basées sur les théories les plus opposées en apparence comptent des succès égaux? Sans doute ces divers moyens ont tous leur utilité, mais cette utilité repose sur le soin de les administrer à propos et dans la période de maladie la plus convenable ainsi que nous le verrons plus bas. N'oublions pas, du reste, qu'il faut être très-réservé dans l'appréciation de l'effet des médicamens dans les fièvres typhoïdes, puisqu'il n'est pas rare de voir guérir de ces maladies quoique abandonnées à elles-mêmes.

Voici la division que nous avons cru devoir adopter pour ce chapitre sixième. Dans une première section, nous passerons en revue les moyens thérapeutiques nombreux mis en usage dans le traitement des fièvres typhoïdes ; mais nous considérerons ces moyens thérapeutiques en eux-mêmes en quelque sorte et abstraction faite des diverses périodes de ces maladies ; dans une seconde section, au contraire, nous étudierons l'opportunité de ces moyens de traitement eu égard à l'espèce et à la période de ces fièvres, et à la distinction en *primitives, secondaires, simulta-*

nées, que nous avons cherché à établir dans le chapitre précédent parmi les altérations des organes et des liquides.

SECTION Ire. *Des divers moyens thérapeutiques mis en usage contre les fièvres typhoïdes.*

Pour exposer d'une manière complète les nombreux moyens thérapeutiques employés contre les fièvres typhoïdes, nous diviserons le traitement de ces maladies en, 1° traitement curatif général ; 2° traitement curatif local ou des complications ; 3° traitement hygiénique ou préservatif et diététique.

ARTICLE. Ier. *Traitement curatif général.*

Nous rapportons à ce traitement curatif général les méthodes par les *évacuans*, les *antiphlogistiques*, les *toniques*, les *antispasmodiques*, les *révulsifs*, les *spécifiques*, *l'expectation*.

§ Ier. *Méthode curative par les évacuans.* Les anciens médecins cherchaient souvent, dans leurs médications, à provoquer la diarrhée et le vomissement qu'ils regardaient comme des crises: aussi les vomitifs et les purgatifs ont-ils été employés dès la plus haute antiquité, dans le traitement des fièvres continues, par Hippocrate et ensuite par Sydenham, Sims, Grainger, Huxham, Sarcone, Pringle, Selle, Stoll, Finke, Baglivi, J.-P. Frank, Tissot, Pinel lui-même, à l'exemple de Rœderer, et Wagler, etc.

Mais il n'était pas indifférent d'administrer les vomitifs ou les purgatifs : ainsi, d'après Hippocrate, Finke, Brendel, Vallesius, les émétiques conviendraient surtout au commencement, avant la *coction*, et les purgatifs à la fin ; Grimaud se range du même avis (1), d'après cette remarque due à Hippocrate, que, dans la première période des maladies, les mouvemens doivent se porter vers les parties supérieures, tandis qu'à leur déclin doit correspondre la tendance vers les parties inférieures. De Haen voulait,

____

(1) *Cours de fièvres*, tom. I, p. 33.

au contraire, qu'on proscrivît l'usage des émétiques au commencement de toutes les fièvres aiguës, et il est singulier que Stoll, qui a succédé à De Haen dans la même ville et dans le même hôpital, est celui qui a le plus préconisé la méthode par les vomitifs.

On sait qu'avant M. Broussais on commençait généralement le traitement de toutes les fièvres par l'administration d'un vomitif; ces vomitifs sont aussi regardés comme nuisibles dans l'ouvrage de MM. Petit de Serres (1); M. Andral borne de même leur usage (2) aux cas d'embarras gastrique et intestinal, dans lesquels l'émétique est alors un perturbateur énergique. M. de Larroque met aussi en usage les vomitifs au début s'il y a des signes d'embarras gastrique (3). D'après le professeur Puchelt, à Heidelberg, les vomitifs à l'aide de l'émétique ou de l'ipécacuanha ou des deux combinés et donnés dans le stade des prodrômes, feraient avorter la maladie ou lui imprimeraient une marche plus favorable (4). M. Graves, à Dublin, dit avoir obtenu des succès par l'émétique à haute dose contre la forme ataxique.

Mais si les émétiques semblent généralement nuisibles, il ne paraît pas en être de même des légers évacuans, des doux purgatifs, des minoratifs enfin, qui, d'après certains auteurs, semblent pouvoir même être employés dès le principe avec une sorte de rationalité : c'est ce que semblerait confirmer l'opinion de MM. Prost, Broussais, Scoutetten, O'Beirne de Dublin, qui attribuent au séjour prolongé des matières intestinales dans la fin de l'iléon la formation des ulcérations dans cette partie du canal intestinal (5).

Les auteurs anciens, Fernel surtout, pensaient que les doux purgatifs, administrés dans les fièvres n'évacuent de l'économie

(1) *Loc. cit.*, p. 167.
(2) *Clin. méd.*, tom. III, 2ᵉ édition.
(3) *Bull. de l'Académie royale de médecine*, Paris, 1837, tom. I, p. 482.
(4) *Arch. gén.*, tom. II, 1833.
(5) *Voy.* le chap. IV, 1ʳᵉ section, art. 1, § 3.

que ce qui *est altéré*, ou ce qui *péche par ses qualités*. Nous
avons déjà dit que Chirac, en agissant par les purgatifs, croyait
aussi chasser du corps la cause de la maladie qu'il plaçait dans
les fluides. Stoll donnait aussi les purgatifs dans les fièvres *ty-
pheuses* qu'il appelle tantôt *bilieuses*, tantôt *putrides* et souvent pendant tout le cours de la maladie lorsque les forces n'é-
taient pas sensiblement affaissées (1).

La méthode purgative au début des fièvres a été mise en usage
parBaillou, Grant, Quesnay. Très-répandue il n'y a pas très-
long-temps, en Angleterre, sous le nom de méthode Hamilton,
du nom de son auteur, elle y compte encore quelques partisans :
c'est ainsi que le docteur Hewett, médecin de l'hôpital Saint-
Georges de Londres, est d'avis que « l'efficacité des purgatifs,
» pour prévenir les ulcérations, semble prouvée par cette consi-
» dération que la cause de l'ulcération folliculaire consiste en ce
» que l'orifice de la glande muqueuse est obstrué par une matière
» épaissie, sécrétée par elle; il est clair qu'en employant alors les
» purgatifs, on désobstruera les orifices de ces glandes et qu'on
» préviendra leur distension et par suite leur ulcération » (2).

M. Chomel conseille de même l'emploi des purgatifs (3) dans
les six premiers jours seulement de la maladie et avant la formation des ulcérations intestinales, afin d'éviter la perforation
intestinale. M. Bretonneau, au contraire, a recours seulement
dans la périoded'ulcération, aux sels d'Epsom, de Glauber et de
quinine, qu'il administre de préférence en lavemens.

M. Andral s'est bien trouvé de ce traitement dans les fièvres
graves, mais surtout dans la fièvre muqueuse ou catarrhale : il
a presque toujours usé des sels neutres auxquels il ajoutait quelquefois un demi grain d'émétique (4). D'après M. Weber de

(1) Hildenbrand, *du typhus contagieux*, p. 226.
(2) *Jour. des progrès et institutions méd.*, 1827, tom. I, p. 74.
(3) *Leçons sur la fièvre typhoïde*, p. 460.
(4) *Arch. gén. de médecine*, 1834.

Mulhouse (1), le calomel dans les affections typhoïdes, à la dose de un grain trois fois par jour s'il y a bénignité, de 6 à 9 grains en 2 fois si la maladie a une intensité moyenne, de 2 grains toutes les heures s'il y a une grande intensité, n'abrége pas la maladie, mais la rend plus légère et plus bénigne et amène des convalescences franches et rapides.

Ce moyen avait déjà été employé à haute dose contre la fièvre typhoïde par M. Puchelt professeur à Heidelberg : sur 14 malades ainsi traités, 4 ont succombé et chez plusieurs de ceux qui ont guéri, cette substance ne paraît pas avoir eu une influence bien avantageuse : aussi y a-t-il promptement renoncé (2).

Dans deux mémoires présentés à l'Académie royale de médecine en mars 1835, MM. Delarroque et Piédagnel annoncèrent avoir retiré les plus grands avantages des purgatifs, et surtout de l'eau de Sedlitz dans le traitement de la fièvre typhoïde.

L'on sait que dans un rapport mémorable fait en mars 1837 à l'Académie par M. Andral, au nom d'une commission, les conclusions furent d'ajourner un jugement définitif sur la valeur du traitement de M. Delarroque, jusqu'à plus ample informé et jusqu'à expérimentations plus nombreuses et plus long-temps continuées (3).

M. Louis, l'un des membres de la commission dont nous venons de parler, a obtenu de l'administration des purgatifs le résultat suivant : sur 31 cas de fièvre typhoïde dont 9 *graves*, 8 *moyens*, et 14 *légers*, traités en 1835, il y a eu 3 morts et 28 guérisons, ce qui porterait la mortalité à 1 sur 10 et une fraction très-minime 4).

Je ne veux point, à l'exemple de Malpighi, qui avait recherché dans Hippocrate tous les insuccès à la suite des évacuations alvi-

(1) *Gazette médicale de Paris*, 1834.
(2) *Arch. gén.*, tom. II, 1833, p. 144.
(3) *Bull. de l'Académie royale de médecine*, Paris, 1837, tom. Ier, p. 482.
(4) *Presse médicale*, tom. I, 1837, n° 1.

nes provoquées dans le cours des fièvres continues(1), exposer tous
les cas défavorables à l'usage des purgatifs dans ces maladies ;
j'avouerai même que leur usage paraît rationnel, soit au commencement de la maladie pour dégorger les follicules et prévenir leur
ulcération , soit à la fin pour empêcher la stagnation et l'absorption des produits septiques à la surface *des ulcérations* intestinales ; mais peut-on douter du danger d'employer aveuglément
les purgatifs dans les fièvres typhoïdes, surtout ceux dont l'action
drastique peut, en précipitant les mouvemens vermiculaires de
l'intestin, déterminer la perforation des parois intestinales et par
suite une péritonite mortelle?

D'après cela ne vaut-il pas mieux, tant qu'à employer les légers purgatifs, y recourir dans le commencement qu'à la fin de
la maladie, époque à laquelle les ulcérations intestinales s'éten-
dent quelquefois jusqu'au péritoine, et où d'ailleurs l'intestin est
distendu par des gaz, double circonstance favorable à la perforation? d'autant plus que tous les faits prouvent que cette perforation intestinale a lieu le 12e, le 15e, le 18e, le 22e, le 30e le 45e
jour, après le commencement de la maladie.

Quant aux faits eux-mêmes de perforation intestinale déterminée par des purgatifs même légers, ils sont à la vérité peu nombreux, et c'est ce qui m'engage à citer les suivans : dans le cours
de l'année 1831, M. Bouillaud fut prié par M. Cruveilhier de
voir avec lui un jeune étudiant, son compatriote, qui avait été
pris, à la suite de l'ingestion d'une *eau très légèrement magné-
sienne,* d'accidens graves tels qu'une douleur atroce dans l'abdomen, avec anxiété, décomposition des traits, refroidissement, etc.;
la crainte d'une péritonite suite de perforation n'était que trop
fondée, le malade succomba le 2e jour après le développement
des accidens, et M. Cruveilhier trouva une seule perforation très-
étroite vers la fin de l'iléon, perforation qui avait été suivie d'un
épanchement et d'une péritonite partielle (2). On trouve cités

(1) Morgagni, *epist.* 49, n9 20.
(2) *Journ. hebd. de médecine,* tom. V, no 66, p. 451.

deux cas analogues, dans l'ouvrage de MM. Chomel et Genest sur la fièvre typhoïde (1), à l'occasion des recherches du docteur Stokes sur le traitement à suivre dans la péritonite consécutive à la perforation intestinale : il s'agit dans l'un de ces cas d'un enfant de 12 ans, affecté d'entérite, et qui, après trois ou quatre selles déterminées par *une petite dose de sel de la Rochelle*, fut pris d'une péritonite à laquelle il succomba : on trouva une perforation du cœcum à l'ouverture du corps. Dans le second cas, un malade eut un dévoiement considérable et ensuite tous les symptômes d'une péritonite sur-aiguë après avoir pris une *forte dose de sel de Glauber* : il fut traité par l'opium à dose élevée, et il guérit. Enfin, M. Martin-Solon a aussi observé un cas de perforation intestinale mortelle à la suite de l'administration d'un purgatif dans le cours d'une fièvre grave.

§ II. *Méthode par les moyens antiphlogistiques, débilitans, adoucissans.* — Galien, dans la fièvre inflammatoire imminente ou éphémère, faisait tirer jusqu'à 5 et 6 livres de sang, de manière à produire la syncope, et il est digne de remarque qu'alors il jugulait presque toujours la maladie (2). Sydenham, Huxham, Botal, Pringle, étaient pour la saignée dans le traitement des fièvres graves; le docteur Smith et Pinel contre son emploi; on sait encore que Bosquillon usait avec succès des saignées générales, et que M. Broussais a surtout recours aux déplétions sanguines locales. M. Louis regarde aussi la saignée comme utile, pourvu qu'elle soit copieuse et répétée dans les dix premiers jours de la maladie (3).

L'usage des boissons émollientes et rafraîchissantes, dans ces maladies, remonte à la plus haute antiquité; les antiphlogistiques

(1) Pages 504 et 505.
(2) Voy. Hollier, *comm. in aph.* 3, lib. 1.
(3) *Loc. cit.*, tom. II, p. 475 et suiv. Nous examinerons dans la section suivante si la saignée convient également à toutes les périodes des fièvres typhoïdes.

à doses modérées, et les émolliens, ont surtout été vantés par Baglivi. La décoction d'orge était la tisanne favorite que prescrivait Hippocrate; on y joignit ensuite le nitre, substance dont le mode d'action a tant occupé Stahl, Fr. Hoffmann, Sauvages, Haller, Cullen, action qui a été regardée comme réfrigérante et propre à ralentir la circulation (Alexandre d'Édimbourg), comme antiphlogistique proprement dite (Marcus). L'usage des acides végétaux a surtout été recommandé par Grant; le mélange de miel et de vinaigre, les tranches de citron ou de pommes de reinette appliquées sur la langue dans le cas de fuliginosité et de grande sécheresse de la bouche, doivent encore être rapportés aux moyens auxquels ce paragraphe est consacré. Arrivons maintenant aux résultats généraux obtenus par la méthode antiphlogistique dans le traitement des fièvres typhoïdes.

Un habile observateur, Dance, est arrivé à des conclusions peu favorables à ce mode de traitement dans un mémoire où il s'est surtout proposé d'éclairer, par de nouvelles recherches, la thérapeutique de ces maladies (1); mais il est évident qu'il est tombé en contradiction avec lui-même, lorsqu'il a voulu infirmer les résultats obtenus par les moyens antiphlogistiques; car, d'une part, ainsi que l'a fait remarquer M. Bouillaud (2), Dance doute de la nature *dothinentérique* de la maladie, parce que les émissions sanguines ont amené la guérison (septième série de faits); d'autre part, il doute de *l'efficacité* des émissions sanguines, parce que la maladie était bien réellement une *dothinentérie* (cinquième série de faits)...

Le traitement antiphlogistique et adoucissant ou émollient a été mis en usage 38 fois, dès le début de la maladie, dans les 74 observations qui se trouvent résumées dans l'appendice de ce travail (3); dans ces 38 cas, la maladie s'est terminée 24 fois par la

(1) *Arch. gén. de médecine*, 1830 et 1831.
(2) *Journ. hebd. de médecine*, tom. II, n° 22, p. 351.
(3) Obs. 1, 2, 3, 4, 5, 6, 7, 8, 9, 10, 11, 12, 13, 14, 15, 16, 17, 18, 19, 20, 21, 22, 23, 24, 25. 26, 27, 28, 29, 30, 63, 64, 65, 66, 67, 68, 71, 73.

mort (1), 14 fois seulement par la guérison (2); au premier abord, ce résultat ne semble donc pas favorable à la méthode antiphlogistique ; mais, outre que ce résultat ne repose point sur une masse de faits assez considérable, nous nous garderons bien d'en tirer aucune conclusion, vu que ces cas ont été rassemblés à des époques différentes, et non pas dans un temps donné et à mesure qu'ils se sont présentés à l'observation, condition qui fait partie des nombreux élémens d'une bonne statistique.

Après des recherches statistiques nombreuses, M. Bouillaud est arrivé à la conclusion suivante relativement à la mortalité dans les cas de fièvre typhoïde bien caractérisée, traitée suivant la méthode qui lui est propre : 22 morts sur 178 malades (3), ou bien encore 25 morts sur 205 malades (4), c'est-à-dire, mortalité un peu moins d'un huitième.

Pendant les deux années (d'avril 1836 au mois d'avril 1838) que nous avons eu l'honneur d'être attaché, en qualité de chef de clinique, au service du professeur de la Charité, nous avons pu observer un grand nombre de ces maladies traitées suivant sa formule de saignées ; en voici le résumé statistique :

Sur 92 cas de fièvre ou entéro-mésentérite typhoïde bien caractérisée, 74 se sont terminés par la guérison, et 18 par la mort, mortalité, 1 sur 5 $\frac{1}{9}$; des 74 cas de guérison, 43 étaient légers, 24 d'intensité moyenne, 7 graves ; parmi les 18 cas de mort, il y en a eu 6 d'intensité moyenne, et 12 graves.

Dans ces 92 cas, n'ont pas été compris 27 cas d'embarras gastrique, 9 cas de fièvre bilieuse simple des auteurs, et 5 cas de fièvre typhoïde douteuse ou incomplétement caractérisée, et qui tous se sont terminés par la guérison.

(1) Obs. 1, 2, 4, 6, 8, 12, 14, 15, 17, 19, 20, 23, 24, 26, 27, 29, 30, 63, 64, 65, 66, 68, 71, 73.
(2) Obs. 3, 5, 7, 9, 10, 11, 13, 16, 18, 21, 22, 25, 28, 67.
(3) *Essai sur la philosophie médicale*, Paris, 1836, p. 380.
(4) *Clinique médicale de l'hôpital de la Charité*, Paris, 1837, tom. I., p. 377.

En joignant aux 92 cas de fièvre typhoïde bien caractérisée les
9 cas de fièvre bilieuse simple, le résultat est le suivant : 101 malades, 83 guérisons, 18 morts, mortalité, 1 sur 5 $\frac{11}{18}$.

Enfin, en ajoutant aux 92 cas, et les 9 cas de fièvre bilieuse
simple et les 5 de fièvre typhoïde douteuse ou incomplétement caractérisée, on obtient pour dernier résultat : 106 malades, 88
guérisons, 18 morts, mortalité, 1 sur 5 $\frac{16}{18}$ (1).

§ III. *Méthode de traitement par les toniques.* L'usage des
médicamens toniques, dans le cours des fièvres graves ou typhoïdes, a surtout été préconisé par Huxham, Pringle, Brown, Stoll,
Cullen, Fridsch., etc., et dans ces derniers temps par Pinel. Ces
moyens ont d'abord été employés comme *antiputrides ;* telles furent les substances suivantes : camphre, musc, quinquina, vins
de diverses espèces, aromatiques, alcool, acides (surtout sulfurique et muriatique), etc.

Le tonique par excellence, c'est le quinquina, que l'on peut
donner sous forme de décoction, de macération, d'extrait sec ou
mou ; Percival préférait l'infusion ; Grimaud veut (2) qu'on l'administre à la plus haute dose possible et sous toutes les formes, en
lavemens, comme le voulait Helvétius ; en cataplasmes, à la manière de Monro, Hye et Rosen ; en fomentations, en demi-bains,
comme le pratiquait Alexander. M. Chomel conseille de même (3)
de l'administrer sous forme de décoction, d'infusion, de macération, d'extrait sec ou mou, par la bouche s'il n'est point gardé en
lavement, en lavement s'il est rejeté par en haut, et s'il est rejeté
par ces deux voies il conseille de le remplacer par une infusion de
sauge, de serpentaire ou de cascarille.

Au nombre de ces médicamens toniques on peut ranger en-

(1) Ce relevé statistique, pour être complet, devrait embrasser une foule de questions secondaires dont nous n'avons pu nous occuper ici ; nous n'avons pas dû cependant hésiter à le présenter tel qu'il est.

(2) *Cours de fièvres,* tom. III et IV, p. 36.

(3) *Leçons sur la fièvre typhoïde,* p. 480 et suiv.

core le vin que Gilchrist regardait comme le meilleur tonique, la cascarille que Stahl et Weitbrecht préféraient à l'écorce péruvienne, l'éther si utile pour relever les forces et dont l'action est plus rapide quoique moins durable que celle du vin, le camphre, etc. Les divers remèdes toniques dont il vient d'être parlé peuvent du reste être associés ou combinés dans l'administration aux malades : c'est ainsi que Schroeder, Monro, Milman, Sidenham, Ludwig, Quarin, joignaient au quinquina les acides et les alcalis volatils ; que Pinel administrait les boissons alcoolisées et sudorifiques, les vins généreux, en même temps que les préparations de quinquina ; que M. Petit unit journellement, à l'Hôtel-Dieu, l'alcool, l'éther, l'acétate d'ammoniaque, la liqueur d'Hoffmann, au quinquina ; que M. Chomel conseille de même (1) d'associer l'éther et le camphre au quinquina, etc.

Cependant beaucoup de médecins, anciens et modernes, ont combattu ou restreint l'usage des toniques dans ces maladies : je citerai entre autres Botalli, Guy Patin, Hecquet, Chirac, Baglivi, Wanswiéten, De Haen, Sydenham, Baillou, Grant, Rasori, Tommasini, etc. M. Broussais, l'un des premiers parmi les modernes, a contribué à faire tomber en discrédit cette méthode de traitement. D'après M. Andral, l'usage des toniques ne serait pas favorable puisque, sur 40 cas de fièvres graves, l'état de 26 malades empira pendant leur emploi (2). Dance a de même conclu (3) que l'usage des toniques n'est pas quelquefois sans danger, et que, s'ils semblent avoir des avantages dans quelques cas, c'est d'une manière tout-à-fait temporaire. M. Louis ne paraît pas disposé (4) à reconnaître beaucoup d'efficacité aux excitans, aussi a-t-il remarqué, en comparant leur effet à celui des antiphlogistiques, qu'en résumé la durée moyenne des fièvres graves

---

(1) *Leçons sur la fièvre typhoïde*, p. 480 et suiv.
(2) *Clin. méd.*, tom. III, 2ᵉ éd. p. 654.
(3) *Arch. gén. de méd.* 1830 et 1831.
(4) *Loc.cit.*, tom. II, p. 478 et suiv.

traitées exclusivement par l'une ou l'autre de ces deux méthodes était dans le rapport de 31 jours et demi (pour les malades traités par les toniques) à 29 jours (pour ceux qui n'en avaient
pas pris) : M. Louis conseille même de cesser l'usage des toniques si leur emploi n'a pas été suivi de mieux au bout de quatre
jours.

Si maintenant nous consultons les observations résumées sous
forme d'appendice à la fin de ce travail, nous trouvons que, sur
44 sujets qui ont été traités par les toniques, soit au début, soit
au milieu, soit à la fin de la maladie,

> 15 sont guéris (obs. 7, 10, 21, 25, 28, 33, 35, 37, 39,
> 43, 53, 55, 60, 61, 62); -
> 29 sont morts (obs. 1, 14, 17, 27, 31, 32, 34, 36, 38,
> 40, 41 42, 44, 45, 46, 47, 48, 49, 50, 51, 52, 54,
> 56, 57, 58, 59, 69, 70, 71).

Total : 44.

Résultat, comme on le voit, on ne peut plus défavorable. Quant
à l'administration des toniques au début, au milieu ou à la fin de
la maladie, en d'autres termes, dans la première, la deuxième ou
la troisième période, voici ce que les faits nous apprennent à cet
égard :

1° Sur 18 cas dans lesquels la maladie a été traitée par les toniques dès le début,

> 8 sont guéris (obs. 33, 37, 43, 53, 55, 60, 61, 62);
> 10 sont morts (obs. 38, 40, 41, 46, 47, 49, 54, 56, 57,
> 58);

Total : 18. — Résultat très-défavorable.

2° Sur 14 cas dans lesquels les toniques ont été administrés
dans le milieu ou la deuxième période de la maladie,

> 2 sont guéris (obs. 35, 39) ;
>
> 12 sont morts (obs. 31, 32, 34, 36, 42, 44, 45, 48, 50, 51, 52, 59).

Total : 14. — Les toniques administrés dans le milieu du cours des fièvres typhoïdes auraient donc encore moins de chances avantageuses que lorsqu'ils ont été donnés dès le début.

3° Sur 12 cas dans lesquels les toniques ont été pris à la fin de la maladie, ou dans la troisième période, et lorsqu'on avait déjà employé d'autres moyens, les antiphlogistiques surtout,

> 5 sont guéris (obs. 7, 10, 21, 25, 28) ;
>
> 7 sont morts (obs. 1, 14, 17, 27, 69, 70, 71).

Total : 12. — Résultat qui présente les mêmes chances désavantageuses que lorsque les toniques sont administrés dans la première période de la maladie.

Si donc il nous était permis de conclure, d'après un aussi petit nombre de faits, nous serions forcés de dire que les périodes des fièvres typhoïdes dans lesquelles on a le plus d'espoir de réussir par les toniques, sont la première et la troisième période, c'est-à-dire le début et la fin de ces maladies.

Comment expliquer l'efficacité des toniques au début des fièvres typhoïdes ? est-ce en produisant une action *révulsive* à l'intérieur ? Tout ce que je puis et dois affirmer, c'est que, dans 13 cas où j'ai vu administrer, dans le service de M. Petit à l'Hôtel-Dieu, les toniques au début de la maladie, c'est-à-dire à une époque où la maladie était bénigne et n'avait pas encore revêtu de forme spéciale, la guérison a été prompte. Objectera-t-on que ces 13 cas, abandonnés à eux-mêmes, auraient bien pu ne pas devenir graves ou ataxiques et adynamiques ?..... Une condition qui rend tout-à-fait opportune l'administration des toniques, c'est la marche rémittente de la maladie et le peu de sensibilité de l'abdomen, ainsi que cela a été observé par M. Martin-Solon (1).

______

(1) *Bull. de thérap.*, tom. III, 10e livr., p. 289.

Quant à l'administration des toniques à la fin ou dans la troisième période de ces maladies, elle nous paraît rationnelle et basée sur ce que nous avons dit dans le chap. V de l'altération secondaire du sang et des autres liquides dans cette période. Cette pratique a été recommandée par Rivière, par Finke, qui prescrivait aussi le quinquina au début de ces fièvres ; par M. Louis, qui conseille de les administrer lorsque la période fébrile tombe et après avoir fait précéder l'usage des saignées (1); par M. Chomel, qui a obtenu six guérisons sur 9 cas dans lesquels il administra les toniques à la fin de la maladie (2); par un ardent défenseur de la doctrine physiologique, M. Scoutetten (3), et par M. Broussais lui-même (4), qui admettent « qu'alors les excitans » produisent une stimulation salutaire sur le cerveau, activent » l'absorption et sont adjuvans dans la convalescence. »

§ IV. *Traitement par les antispasmodiques et les calmans.* Doit-on faire une classe à part de ces médicamens si préconisés par Hoffmann, tels que l'opium, le musc, le camphre, les éthers, l'assa fœtida, etc.? Ces moyens semblent surtout convenir lorsqu'il y a sur-exaltation du système nerveux, en un mot, dans la forme ataxique. Hippocrate faisait un grand usage des bains tièdes : « lavare multâ aquâ oportet (5). » Leur usage a encore été recommandé par Galien, Tissot, Sydenham, Alexandre de Tralles, Whytt ; il faut cependant s'en abstenir lorsque les malades sont beaucoup affaiblis.

Les applications froides sur la tête, telles que celles d'oxycrat, conviennent principalement dans la fièvre typhoïde ataxique et ont été recommandées par Stahl, Sydenham, Neumann, Hazenhorl, Broussais ; Piquer les a conseillées contre le délire consécutif

(1) *Ouvr. cité*, tom. II, p. 479 et 510.
(2) *Leçons sur la fièvre typhoïde*, p. 478.
(3) *Journ. comp. des sciences méd.*, tom. XXIX.
(4) *Examen des doctr. méd.*, tom. IV, 1834, p. 466 et suiv.
(5) *De locis in homine*, vers 38, Cornaro.

qui survient quelquefois dans la convalescence. M. Louis ne conclut point en faveur des applications de glace sur la tête qu'il a vu 10 fois être suivies de mort, sur 12 cas ; M. Récamier paraît, au contraire, avoir retiré de bons effets des affusions froides. M. Glass a de même signalé l'efficacité des bains froids dans les fièvres putrides et malignes (1); et M. Barbier d'Amiens veut que, dans ces maladies, on applique le froid sur le rachis au moyen d'un chevet mécanique disposé pour cet usage (2).

Les bains et les affusions froides agissent aussi en stimulant la peau et auraient pu, sous ce rapport, rentrer dans le paragraphe suivant. On aurait peut-être pu rapporter à la méthode antispasmodique l'infusion de café (2 *gros à ʒ ß pour eau ℔* 1 *et sucrée convenablement*) que M. Martin-Solon a donnée avec succès dans les cas de stupeur prédominante non due à la méningite, mais seulement lorsque la réaction fébrile n'est pas très-intense et qu'il y a absence de vomissement, de diarrhée et de douleur vive à l'épigastre (3).

§ V. *Révulsifs, stimulans à l'extérieur.* Pison, natif de Crémone et professeur à Padoue, préférait (1726) les rubéfians aux vésicans dans les fièvres malignes parce que ces derniers donnent lieu à des évacuations trop abondantes. Selle, dans la fièvre putride, conseille aussi l'usage des épispastiques composés avec les semences du raifort sauvage (4). Rappelons encore ce qu'a dit Stoll : « Vesicatoria miserrimum malè febrientium auxilium. »

Le plus grand nombre des auteurs, parmi les modernes , s'accordent aussi pour regarder les vésicatoires comme nuisibles dans les fièvres typhoïdes et leur préfèrent les sinapismes : ainsi M. Broussais proscrit les vésicatoires dans les fièvres adynami-

---

(1) Lettre au doct. Baker, *journ. de méd.* ang., tom. VI; 2ᵉ partie, p. 94.
(2) Communic. à l'Acad. roy. de médec., séance du 26 avril 1831.
(3) *Bull. de thérap.*, tom. III, 10ᵉ livr.
(4) *Pyréthologie méthodique*, traduction de Nauche sur la 3ᵉ éd., p. 185.

ques parce que, suivant lui, cette inflammation artificielle va re-
tentir dans les inflammations primitives (1); M. Louis ne fait pas
plus de cas des sinapismes que des vésicatoires qui lui semblent
plus nuisibles qu'utiles, parce qu'ils prolongent la maladie et que
c'est une inflammation nouvelle qui ajoute encore à l'intensité
des autres. M. Petit, en raison de la tendance des plaies à la gangrène dans la fièvre entéro-mésentérique, préfère l'emploi des
vésicatoires volans et mieux encore celui des sinapismes promenés sur les extrémités inférieures et renouvelés de façon à entre-
tenir une excitation légère et continuelle. M. Chomel conseille
de même, pour éviter les ulcérations, de ne pas laisser les sinapismes plus de 20 minutes en place, et, lorsqu'on les ôte, de frotter avec de l'huile la partie sur laquelle ils ont été appliqués (2).

Il résulte de ce qui précède que l'usage des sinapismes doit être
préféré à celui des vésicatoires, toujours parce que, comme l'a dit
Stoll, dont nous nous plaisons à invoquer de nouveau le témoi-
gnage : *Non suppuratio, sed stimulus prodest.*

La méthode suivante, employée par M. Bally, semble devoir
être rapportée à celle dite révulsive : elle consiste dans l'application sur les piqûres des sangsues, dans la fosse iliaque droite, d'un
large emplâtre de poix de Bourgogne, saupoudré d'émétique :
M. Réveillé-Parise n'aurait pas eu à se louer de ce mode de
traitement (3).

§ VI. *Traitement par les spécifiques.* Existe-t-il des médicamens qui méritent véritablement le nom de *spécifiques* ? Si
l'on considère la faculté qu'a le tube digestif d'absorber des substances hétérogènes et que le transport de ces substances dans
l'économie leur permet d'exercer leurs affinités sur les élémens

(1) *Examen des doctrines médicales*, 3ᵉ éd., Paris, 1820, tom. I, prop. 288.
(2) *Leçons sur la fièvre typhoïde*, p. 495.
(3) *Ibidem*, tom. VI, 1ʳᵉ livr.

qu'ils ont la propriété de modifier (1), on doit admettre *à priori* ces moyens spécifiques, et dès-lors on devrait chercher partout des spécifiques pour toutes les maladies ; mais il ne peut y avoir de remèdes spécifiques que contre les maladies dont la cause est elle-même spécifique : c'est ce qui a lieu dans la syphilis, les fièvres intermittentes par miasmes marécageux, etc. ; malheureusement nous ne connaissons pas la cause spécifique de la fièvre typhoïde, si toutefois il en existe une.

Quelles seraient donc les médications spécifiques dans les fièvres typhoïdes ? Seraient-ce les médicamens toniques que les anciens regardaient comme antiputrides, mais qui ne conviennent pas à toutes les périodes de la maladie ? les antispasmodiques qui n'arrêtent pas toujours les spasmes ? le quinquina que M. Petit, assimilant la fièvre entéro-mésentérique dans sa dernière période à la fièvre intermittente pernicieuse, administre à haute dose ?

S'il faut en croire le docteur Clanny de Sunderland, l'acide carbonique qui existe dans le sang à l'état normal disparaît dans le cours de l'affection typhoïde, et il serait alors rationnel de faire arriver ce gaz dans l'économie par toutes les voies : eau de Seltz en boisson, acide carbonique en lavement, potions effervescentes, telle est la base du traitement qu'il regarde comme aussi efficace, dans les cas exempts de complication, que le sulfate de quinine dans les fièvres intermittentes et le mercure contre la syphilis. Il est de fait qu'il y a plus de cinquante ans qu'on croyait, à Londres, à l'efficacité de l'acide carbonique pour arrêter la putréfaction et la gravité de la fièvre putride (2) ; c'est de là qu'est venu sans doute encore l'usage d'administrer dans les mêmes cas un pot par jour de grosse bière (3). Nous avons vu, en faisant l'anatomie pathologique du sang dans les fièvres typhoïdes, que

<hr>

(1) Forget, *de l'hæmorisme rationnel, journ. hebd. de médecine*, 6ᵉ année, tom. I, p. 181.

(2) *A medical commentary on fixed air* by Mathew. Dobson, London, 1779.

(3) Jackson, *typhus d'Edimbourg*, 1798.

la présence de l'acide carbonique dans le sang en état de santé n'est pas complétement démontrée ; c'est donc une forte objection à la théorie du docteur Clanny. Quoi qu'il en soit, c'est à l'expérience à prononcer dans cette question. La première année, dit M. Chomel (1), les résultats obtenus avec l'acide carbonique furent satisfaisans ; mais ensuite la mortalité se montra la même qu'à l'ordinaire. M. Louis en aurait, au contraire, obtenu des effets très-avantageux (2). Il en est de ce moyen comme de la plupart de ceux que nous avons passés en revue : employé seul, il ne peut être efficace dans tous les cas, mais réuni à d'autres moyens, il peut être fort utile.

L'emploi du chlore contre les fièvres typhoïdes remonte à la fin du dernier siècle (3). Guillaume Fordyce, selon Sprengel (4), recommande l'acide muriatique dans les affections malignes, et cet auteur avoue lui-même que plusieurs empiriques s'en étaient déjà servis pour combattre la putridité. Il y eut en outre un médecin grec qui le vendait, en 1664, sous le nom de *spiritus mundi alexicacos*. Fordyce administrait cette substance avec succès dans les fièvres pétéchiales, à la dose de 100 gouttes par jour dans une tisanne mucilagineuse. En 1809 et 1814, M. Réveillé-Parise, à qui cet historique est emprunté, administrait ce médicament sous la même forme que Fordyce, ainsi que le docteur Estribaud, qui a publié un mémoire sur cette manière de traiter les affections typhoïdes. M. Réveillé-Parise employait la potion suivante : ℞ chlore liquide 2 à 3 gros, eau distillée 8 onces, sirop de sucre ℥ j., à prendre par cuillerées à café dans les 24 heures ; il a obtenu 14 guérisons sur 22 cas, et il conclut que les chlorures sont avantageux contre le typhus sporadique.

On est revenu, dans ces dernières années (5), sur ce mode de trai-

(1) Ouvr. cité, p. 457.
(2) Loc. cit.; tom. II, p. 514.
(3) *Bull. général de thérapeutique*, janvier 1834, tom. VI, 2e livr.
(4) *Histoire de la médecine*, trad. par A.-J.-L. Jourdan.
(5) *Traité clin. et exp. des fièvres*, Paris, 1826, p. 304.

tement conseillé et proposé en 1826 par M. Bouillaud, et sur lequel M. Chomel s'est livré pendant les années 1831, 1832, 1833
et 1834, à l'Hôtel-Dieu, à des recherches suivies; il donnait depuis 10 jusqu'à 25 grains de chlorure de soude par pot d'hôpital
(qui contient 20 onces de liquide), dans une infusion aromatique
ou amère pour vaincre la répugnance; il le donnait aussi en lavement, en lotion, à la surface de cataplasmes appliqués sur le
ventre, et en bain à la dose d'une livre; sur 57 sujets traités par
cette méthode, et dont la maladie offrait un diagnostic certain
et une intensité assez grande pour présenter du danger, M. Chomel dit (1) que la mortalité a été de 1 sur 6 ou de 1 sur 4 1/2,
tandis que, suivant lui, la mortalité par les autres traitemens serait de 1 sur 3. Il administrait ce traitement dans la première période de la maladie, ou au commencement de la deuxième, avant
le 14e jour. M. Réveillé-Parise en a fait usage dans des circonstances extrêmes, et avec succès. Aussi croyons-nous surtout cette
méthode avantageuse dans les dernières périodes de la maladie
pour remédier aux altérations secondaires du sang et des autres
liquides. Quant à l'action spéciale de ce médicament, que M. Réveillé-Parise propose d'administrer seul pour n'avoir pas de résultat confus, et dans les cas où la maladie est saillante et dégagée
de toute complication, elle serait *anti-putride*, d'après les auteurs anciens, *tonique*, suivant les Browniens, *cicatrisante* des
ulcéres intestinaux, suivant d'autres.

Un médecin anglais, le docteur Stevens, qui a cru trouver une
diminution notable de la quantité des sels (surtout du muriate de
soude) du sang dans la fièvre typhoïde grave, a proposé une méthode de traitement qui consiste à administrer des sels non purgatifs et à en introduire par injection dans les veines sous forme
de solution saline; on sait que cet auteur a fait, sans succès, l'application de cette méthode au traitement du choléra asiatique.

Rasori, sous le nom de contre-stimulans, aurait employé,

____

(1) Ouvr. cité, p. 521.

avec un succès constant, les préparations antimoniales dans la fièvre pétéchiale observée à Gênes ; il faisait prendre, à petites doses, dans la journée, de 4 à 6 et 7 grains d'émétique dans une boisson aqueuse, ou bien il administrait le kermès associé au nitre ; il alternait quelquefois ces deux médicamens. Mais il ne faut pas perdre de vue qu'il faisait saigner au début si le sujet était fort et pléthorique, qu'il purgeait, qu'il avait recours à une diète sévère et qu'il ne négligeait aucune des conditions hygiéniques.

Le sulfate d'alumine aurait encore, dans les fièvres typhoïdes, d'après M. Fouquier, qui a fait les premiers essais, outre une action astringente, une action *antioeptique*, et en quelque sorte spécifique, qui s'approprie directement à la cause, quelle qu'elle soit, des fièvres typhoïdes ou du typhus (1). La diminution graduelle de la diarrhée, l'humectation de la langue et le retour des forces prostrées seraient les effets les plus frappans de l'usage de ce médicament. Il convient dans la période nerveuse et adynamique, mais non pas dans la période inflammatoire. M. Fouquier administre l'alun dans une potion gommeuse ou en pilules : la dose est d'un scrupule à un gros successivement. Des relevés statistiques pourront seuls établir la valeur réelle de ce médicament.

On pourrait encore ranger parmi les médicamenss pécifiq ues l'onguent mercuriel mis en usage avec succès dans trois cas de fièvre typhoïde arrivée à la dernière période de gravité, par M. Mazade, médecin à Anduze, département du Gard (2). Enfin, l'acétate d'ammoniaque, employé avec succès par les anciens, par M. Masuyer, professeur à Strasbourg, par M. Petit, et par M. Réveillé-Parise, dans la deuxième période, paraît aussi avoir une action spéciale comme *diaphorétique*.

§ VII. *Méthode expectante.* Hippocrate, dans le traitement

____

(1) Voy. la note publiée par M. Fuster dans le *Bulletin de thérapeutique*, tom. IX, 10ᵉ livr.

(2) *Ibidem*, tom. VII, 8ᵉ livr., et tom. VIII, 7ᵉ livr.

des fièvres continues, s'en tenait souvent à l'expectation ; Stahl se renferma de même dans une inactivité presque complète. Cette méthode était fondée sur ce que « la nature se suffit à elle-» même, elle a reçu de son auteur les moyens de résister aux » causes de destruction qui l'assiégent ; mais le moyen qu'elle y » réussisse quand on voit joindre à la maladie des traitemens ab-» surdes qui entravent sa marche (1) !... De là, a-t-on dit, beaucoup d'abcès ou autres phénomènes qui sont beaucoup moins fréquens de nos jours.

Ce mode de traitement est tellement important qu'un judicieux observateur, Dance, a été jusqu'à en faire une méthode exclusive sous le nom de *méthode expectante hygiénique* (2). Mais ici il faut bien s'entendre : personne ne contestera l'heureuse influence de la nature, ou, si l'on aime mieux, des forces de l'organisme, pour juger ces maladies, et en cela nous ne faisons et ne devons faire le plus souvent autre chose qu'aider la nature ; mais aussi, dans certains cas, les efforts de la nature sont insuffisans, les crises sont défavorables ou mal placées, et c'est alors qu'il faut agir et aider la nature, combattre les accidens et les complications qui peuvent entraver la marche régulière de la maladie, mode de traitement que ne néglige aucun des partisans de *la méthode expectante exclusive*, et auquel nous consacrerons l'article suivant.

Il résulte de tout ce qui précède sur les différentes méthodes du traitement curatif général des fièvres typhoïdes, qu'il est très-difficile, du moins d'après les faits et les matériaux que nous avons pu rassembler sur ce sujet, d'adopter des conclusions générales positives sur la valeur respective de chacune de ces méthodes en particulier ; en sorte que, au premier abord, il paraîtrait

(1) Lancisi, p. 1, p. 234, n° 28.
(2) *Arch. gén. de méd.*, n° de septembre 1830.

rationnel d'admettre que les traitemens basés sur des théories différentes ont tous des succès à peu près égaux...

Cette difficulté de tirer ici des conclusions rigoureuses provient, à n'en pas douter, d'abord de ce qu'on n'a point toujours
assez distingué la période ou l'époque de la durée de la maladie
dans laquelle ces divers traitemens ont été mis en usage ; une autre difficulté, malheureusement plus sérieuse, vient des objections
que l'on a faites contre la valeur des tableaux statistiques en médecine, et en particulier lorsqu'il s'agit de déterminer la valeur
des méthodes thérapeutiques : c'est ainsi, a-t-on dit, que ces
traitemens ne sont point administrés dans les mêmes conditions
individuelles, aux mêmes époques de temps et dans les mêmes
localités ; que la mortalité n'est pas la même en ville que dans les
hôpitaux, qu'elle diffère encore dans les hôpitaux civils et mili-
taires, à l'Hôtel-Dieu et dans les hôpitaux excentriques où l'on
recevrait des malades moins gravement affectés, etc.

Quoi qu'il en soit de ces objections contre la statistique médicale, qui est aujourd'hui le meilleur moyen de constater les ré-
sustats généraux tirés de l'observation et que rien n'empêche
d'appliquer à un nombre considérable de faits, observés pendant
plusieurs années de suite et dans des localités différentes, nous
dirons en nous basant sur la revue que nous avons faite dans ce
chapitre des diverses méthodes de traitement, que les *adoucissans* et les *antiphlogistiques* dans la première période constituent, avec de légers *toniques* et les *chlorures* à la fin, la
méthode qui nous paraît la plus rationnelle et offrir le plus de
chances de succès.

ARTICLE II. Traitement curatif local ou des accidens et complications.

La lésion entéro-mésentérique peut-être compliquée, suivant
MM. Petit et Serres, de gastrite, d'entérite ordinaire, de pleurésie, de bronchite, de pneumonie. Lorsque ces phlegmasies se
présentent au début de la fièvre typhoïde, M. Chomel conseille (1)

(1) *Ibidem*, p. 500 et suiv.

le même traitement que pour cette maladie, c'est-à-dire les antiphlogistiques; si elles surviennent dans la 2ᵉ ou la 3ᵉ période
qui réclament les toniques, il faut, suivant lui, recourir aux saignées locales et surtout aux ventouses scarifiées si l'état général
du malade le permet, et, si l'adynamie et la prostration prédominent, on doit alors combattre ces phlegmasies par des révulsifs seulement. On doit combattre le simple engorgement pulmonaire, suivant M. Piorry, qui l'a désigné sous le nom de pneumonie
hypostatique, par le décubitus alternatif du malade sur le dos et
le côté, la saignée du bras, des boissons en petite quantité, les
toniques pour relever les forces lorsqu'il n'y a pas contre-indi-
cation.

Contre les hémorrhagies intestinales il faut administrer les astringens et les acidules ainsi que les réfrigérans : l'eau de riz avec
l'eau de Rabel, la limonade, l'extrait de Ratanhia, les boissons à
la glace, la glace elle-même en application sur le ventre ou en lavemens. M. Broussais conseille un vésicatoire sur l'abdomen
contre l'hémorrhagie qui provient du centre du tube digestif (1).
Du reste, les indications à remplir dans le traitement de cette
espèce d'entérorrhagie doivent varier suivant la source de cette
hémorrhagie elle-même.

Les moyens les plus efficaces contre l'épistaxis qui menace quelquefois la vie du sujet (2), consistent dans le rafraîchissement de
l'air que respire le malade, les petites saignées répétées, les boissons acidulées froides, les lavemens froids, la ligature des membres, les applications froides sur les narines, l'inspiration d'eau
froide par la narine qui fournit le sang, les injections dans les narines d'eau aiguisée avec l'alun, l'acétate de plomb ou le vinaigre
rosat; les applications d'oxycrat sur le ventre, les reins et les tes-
ticules; l'application de ventouses sur l'hypochondre correspondant à la narine d'où le sang s'exhale (Hippocrate et Galien); la

(1) *Examen*, 3ᵉ éd., prop. 341.
(2) Voir l'obs. 47.

compression directe avec la main des vaisseaux de la narine (1) ;
enfin le tamponnement des fosses nasales.

Les parotides sont dangereuses à cause du voisinage du cerveau. Elles doivent être distinguées en *critiques* et en *symptômatiques* d'après Hippocrate, Lancisi, Vallesius, Piquer, Stoll, Pujol (2), Rivière, Traversarius, Sarcone, etc.; ils les appelaient *critiques* lorsqu'elles survenaient à la fin de la maladie ; ils combattaient, au contraire, celles qui, *symptomatiques*, se montraient dans le cours de la maladie sans être accompagnées d'amélioration; on doit surtout les combattre par les révulsifs ; il vaut mieux les couvrir avec l'emplâtre diachylon qu'avec les cataplasmes qui deviennent nuisibles en se refroidissant.

Le météorisme qui, ainsi que nous l'avons dit dans le chapitre 5, annonce moins un résultat de la putridité qu'une lésion profonde du système nerveux ganglionnaire qui fait que l'intestin a perdu de sa tonicité, est surtout inquiétant parce qu'il empêche l'abaissement du diaphragme et peut causer *l'anhématosie* par écume bronchique (Piorry); il a été combattu par un grand nombre de moyens ; les carminatifs, les frictions d'huile de camomille camphrée sur le ventre, le charbon en lavemens, etc. M. Louis conseille de recourir aux lavemens alkalins et mucilagineux (3); M. Andral ne reconnaît point de moyen spécifique contre le météorisme (4); Grimaud voulait qu'on appliquât de la glace ou de l'eau à la glace sur le ventre ; M. Piorry propose le décubitus assis ou sur le côté gauche, une canule élastique dans le rectum et une pression méthodique sur le gros intestin pour en chasser les gaz, les purgatifs doux en lavemens si ces gaz distendent le colon ou par en haut s'ils occupent l'iléon (5). Enfin, la paracentèse du gros intestin avec une épingle, une aiguille ou un

(1) Morgagni, *epist.* 14, n° 24.
(2) *OEuvres de médecine pratique*, avec des additions, par F.-G. Boisseau.
(3) Ouvr. cité, tom. II, p. 250.
(4) Clin.méd., 2ᵉ éd., tom. III, p. 530.
(5) *Traité de médecine pratique*, 15 février 1836.

trocart de petites dimensions, pour en évacuer l'air, a encore été conseillée ou mise en usage dans la tympanite par F. de Paule Combalusier, Benj. Bell, Callisen, Zane, et dans ces derniers temps par M. Piorry; Ch. Bell s'est au contraire élevé contre l'emploi de ce moyen.

La diarrhée chronique et rebelle doit être combattue par les astringens et les opiacés; on a conseillé l'application sur l'abdomen, lorsqu'il y a tout-à-fait relâchement du ventre, d'un vésicatoire (Selle, Broussais), de sinapismes; Grant paraît être le premier qui ait administré l'amidon dans ce cas, si nous en croyons Grimaud (1), qui nous apprend encore que, dans les diarrhées symptomatiques des fièvres inflammatoires, Sydenham administrait l'émétique, puis les astringens en lavement. Stahl donnait le nitre uni aux absorbans; Van Swiéten et Hazenhorl prescrivaient le bol d'Arménie.

La perforation intestinale et la péritonite qui en résulte ne sont pas, ainsi que nous l'avons dit en parlant de la terminaison des fièvres typhoïdes, toujours mortelles en raison des adhérences salutaires qui peuvent s'établir autour de la perforation; M. Louis a même observé dans un cas un intervalle de 7 jours entre l'apparition de la péritonite et la terminaison fatale (2). M. Chomel, dans ces cas, a eu recours à l'immobilité complète du corps, à l'abstinence de boissons et de lavemens en faisant tenir de l'eau fraîche ou un morceau d'orange dans la bouche, pour tromper la soif; mais, malgré ces précautions, il n'a point obtenu de succès (3). MM. Graves et Stokes, médecins irlandais, prescrivent l'opium à haute dose : l'efficacité de ce traitement repose, suivant eux, sur cette considération que des adhérences peuvent circonscrire l'épanchement, et qu'on favorise la formation de ces adhérences en prévenant le mouvement péristaltique de l'intestin

---

(1) *Cours de fièvres*, tom. III, p. 175.
(2) Loc.cit., tom. II, p. 450.
(3) Loc.cit., p. 502.

et l'évacuation des matières qu'il contient, par l'action stupéfiante de l'opium qu'il faut continuer à donner à haute dose même après que l'adhérence est bien établie. Le docteur Stokes annonce que ce traitement a été plusieurs fois mis en usage à l'hôpital de Stephens dans le cas de perforation intestinale due à une cause externe : il n'a réussi qu'une fois, et il attribue l'insuccès dans les autres cas à la largeur de la perforation ; mais il pense qu'on doit être plus heureux dans les cas où la perforation est plus petite et spontanée, dans la fièvre typhoïde, par exemple. C'est à l'expérience à prononcer sur l'importance qu'on doit attacher au traitement proposé par MM. Graves et Stokes.

La gangrène, les eschares et les ulcérations qui se forment si souvent au sacrum et aux trochanters, soit à cause de la pression inséparable d'un décubitus prolongé, soit par un trouble ou un défaut d'innervation, exigent les plus grands soins : on a peine à concevoir comment des auteurs, tels que Gibson, Quesnay, et autres (1), ont pu s'applaudir de l'apparition de ces gangrènes cutanées dans les fièvres, quand on voit presque journellement dans les hôpitaux des individus, convalescens de ces maladies, succomber uniquement par suite de l'abondante suppuration qui suit la chute des eschares. Aussi pour prévenir l'apparition de ces eschares a-t-on conseillé un grand nombre de précautions, de moyens divers : le soin de faire changer souvent le malade de position et de le faire coucher tantôt sur le côté droit et tantôt sur le côté gauche, l'usage de bourrelets ou de coussins percés au centre pour recevoir la partie postérieure du bassin, l'emploi d'un lit hydrostatique qui a l'avantage de répartir le poids du corps sur une très-large surface (doct. Arnott) (2), l'emplâtre diachylon gommé, un liniment composé de blanc d'œuf battu dans l'esprit de vin (De Haen), des frictions sur les parties comprimées avec l'eau froide ou des substances astringentes, cérat

____

(1) *Comm. de Leips.*, tom. XXI, p. 611.
(2) *Gaz. médicale*, 1832, p. 720.

camphré, baume d'Arceus, onguent de blanc (Rhasis); lorsqu'il y a gangrène et plaie, on a proposé de même un grand nombre de moyens, des fomentations avec la décoction d'écorce ou des feuilles de saule blanc (Stoll) (1), avec la décoction de quinquina ou l'eau chlorurée, le pansement avec l'onguent styrax, l'onguent de la mère, le tannate de plomb étendu sur une toile, topique, recommandé par Autenrieth et obtenu en versant goutte à goutte de l'acétate de plomb dans une décoction de chêne; le cérat simple, ou avec une bouillie composée de cérat, d'eau-de-vie camphrée et de quinquina en poudre. En même temps qu'on emploie ces moyens, qui conviennent contre les ulcérations qui succèdent aux vésicatoires, on ne néglige aucun des soins hygiéniques et de propreté dont nous parlerons dans l'article suivant.

La rétention d'urine réclame souvent l'opération du cathétérisme. On combat l'érysipèle de la face par les moyens ordinaires, ou par des sinapismes et des flanelles chaudes recouvertes de taffetas gommé aux pieds (Chomel). Les éméto-purgatifs, les toniques et les acides, conviennent, suivant M. Double (2), dans la fièvre putride vermineuse. Dans la complication des diverses formes ou espèces de fièvres typhoïdes entre elles, il faut suivre le traitement de la forme prédominante ; la complication du type intermittent avec l'une ou l'autre de ces formes de la fièvre typhoïde réclame d'abord le traitement propre à chaque forme en particulier, et ensuite, si cela ne suffit pas, l'usage des fébrifuges contre l'intermittence. Le quinquina convient également lorsqu'il y a complication du type rémittent : aussi est-ce dans les cas de fièvre entéro-mésentérique à forme rémittente que M. Petit, à l'Hôtel-Dieu, obtient le plus de succès par le quinquina.

(1) Grimaud, *loc.cit.*, tom. III, p. 298 et tom. IV, p. 67.
(2) *Jour. gén. de la soc. de médec. de Paris*, tom. XXI, p. 257.

Article III. Traitement diététique, hygiénique et préservatif, des fièvres
typhoïdes.

Le régime à prescrire aux malades dans le cours des fièvres
typhoïdes mérite une sérieuse attention. La diète est de rigueur
dans l'état d'acuité c'est-à-dire dans les premières périodes de
la maladie. On voit dans Grimaud (1) que cette règle d'observer
la diète au commencement des affections aiguës remonte à la plus
haute antiquité, et que les sectateurs des dogmes de Thessalus et
de Thémison interdisaient toute espèce de médicamens dans les
trois premiers jours d'une maladie, après quoi ils donnaient de
la nourriture par jours alternatifs. Erasistrate ordonnait aussi
trois jours de diète, mais dans le but de remplacer la saignée.

M. Gaspard s'est fondé sur les diverses expériences que nous
avons mentionnées dans le chapitre 5 pour établir (2) que les fièvres graves dépendent soit d'une diathèse putride, particulière,
spontanée, individuelle, constitutionnelle, soit de l'absorption de
matières putrides : d'où il conseille, contre ces maladies, les antiseptiques, les acides, les évacuans, et pour diminuer la force de
l'absorption, le *régime alimentaire*.

Sans nous dissimuler tout ce qu'a de rationnel cette base de
traitement, tout ce qu'il y a d'utilité et de nécessité même à y
recourir lorsque la maladie dépend d'une *diathèse primitive et
particulière*, nous n'en croyons pas moins que la diète doit être
observée dans les premières périodes et qu'on ne doit songer à
nourrir que dans la troisième ou tout au plus, lorsque la maladie
se prolonge beaucoup, vers la fin de la seconde, pour empêcher
le malade de mourir véritablement de faim, et aussi pour diminuer la force de l'absorption.

Il faut donc nourrir dans la 2e et la 3e période des fièvres typhoïdes ce qu'a fort bien, du reste, senti M. Broussais lui-même,

(1) *Cours de fièvres*, tom. 1.
(2) *Journ. de physiol.* expr. tom. IV.

lorsqu'il a dit : « Lorsque la fuliginosité, la stupeur et la faiblesse
» du pouls se déclarent, il faut nourrir avec des boissons gom-
» meuses sucrées et acidulées ; mais si la bouche se nettoie et que
» l'appétence se manifeste, on doit nourrir avec l'eau lactée,
» ensuite avec des bouillons très-légers : autrement le malade
» pourrait *périr d'inanition avant la terminaison de la ma-*
» ladie (1). »

Ceci posé sur l'époque et l'indication des alimens, il est encore
beaucoup de précautions à prendre dans leur administration et
qui intéressent surtout le médecin praticien. Dans la première
convalescence, le malade ne devra prendre que de la décoction
d'orge coupée avec un dixième de lait dont on augmentera successivement la dose pour arriver à une nourriture plus substan-
tielle ; on donnera ensuite des bouillons coupés, des crèmes de riz.
On lit dans Grimaud (2) que Galien administrait, vers la fin de
la fièvre éphémère, du *polentay* espèce de bouillie faite avec
l'orge torréfiée et réduite en farine, bouillie à laquelle il ajoutait
une suffisante quantité de suc exprimé de grenade ou de coing ;
et, lorsqu'il y avait beaucoup de dégoût, il donnait deux ou trois
cuillerées de suc de coing ou de pulpe de ce fruit ; du reste, le
polenta uni au suc de grenade paraît aussi avoir été employé avec
avantage par Hippocrate.

On pourra ensuite augmenter successivement la quantité des
alimens, qu'on choisira toujours parmi ceux de plus facile digestion ; les malades se trouveront bien de quelques cuillerées de bon
vin, mais on devra préférer un vin généreux, tel que le vin de
Bordeaux, et non pas du vin qui contienne beaucoup d'alcool,
dans la crainte de réveiller dans le cerveau des sympathies à peine
éteintes.

Voici le régime conseillé par M. Andral lorsque la convalescence commence à s'établir (3) : le laitage, des alimens doux al-

(1) *Examen des doct. méd.*, tom. I, prop. 327, 3ᵉ éd.
(2) *Cours de fièvres*, tom. I.
(3) Leçon du 17 déc. 1830, à la faculté de médecine sur le traitement de la gas-

ternés avec des alimens excitans, le lait d'ânesse, le riz, la se-
mouille, le bouillon de poulet, la fécule de tapioka, la purée de
pommes de terre, le melon, les poires bien mûres, point de pru-
neaux, le poulet, le veau, la sole, le lait coupé, l'eau pure ou
sucrée, l'eau de Seltz, le vin de Bordeaux, l'eau vineuse dans les
temps froids, et, en général, les boissons au degré de température
qu'elles conservent au mois de juin.

M. Chomel, donne sur le même sujet, les préceptes suivans (1) :
lorsqu'il y a amélioration, cesser la diète, ou la rendre moins sévère; donner des gelées végétales, du bouillon coupé, de la limonade vineuse, et de potages légers jusqu'à la convalescence; lorsque celle-ci a lieu, bouillon de veau ou de poulet, lait de poule,
eau laiteuse, fécules, alimens solides. Il conseille encore de sur-
veiller les malades pour prévenir les excès ou les mauvais effets
de régime, et pour ramener l'appétit, l'usage d'une boisson amère
(de petite centaurée ou de quinquina) et, si cela est possible, le
séjour à la campagne.

Que doit-on entendre par traitement préservatif des fièvres
typhoïdes? ces maladies n'ayant pas de moyen *préservatif spécifique* comme la variole, par exemple, on ne doit entendre ici
par traitement préservatif que l'application des règles et soins
hygiéniques pour écarter les circonstances favorables au développement ou à l'entretien de ces affections.

L'air froid et humide, non renouvelé, vicié par des émanations putrides ou par un grand rassemblement d'hommes dans
des lieux resserrés, est très-nuisible puisque Dupuytren a vu
successivement paraître et disparaître des fièvres de mauvais caractère suivant que, dans une même salle, le nombre des malades
s'élevait au dessus ou s'abaissait au dessous de 200 (2). Le besoin
[illegible]
trite aiguë, traitement qu'il a aussi conseillé contre des fièvres graves. (Leçon du 14
janv. 1831.)

(1) Ouvr. cité, p. 464 et suiv., 508 et suiv.

(2) Rapport fait en 1825 à l'Académie des sciences sur la fièvre jaune de Barce-
lone, par M. Dupuytren, p. 50 et 60.

de renouveler l'air avait été reconnu par Hippocrate, lorsqu'il conseillait dans les maladies épidémiques ou meurtrières, d'établir des feux de distance en distance (1). On devra donc, suivant que l'exigeront les circonstances et dans le cas d'épidémie surtout, transporter dans des habitations plus spacieuses les individus entassés, faciliter l'entrée de l'air extérieur dans les appartemens, assainir enfin l'air contenu par les fumigations avec l'appareil de Guyton-Morveau, les acides acétique, hydrochlorique, nitrique, sulfureux, ou mieux encore avec les chlorures de soude et de potasse en suivant les procédés mis en usage par M. Labarraque.

Il faut éviter que le lit du malade soit placé dans une alcôve, et faire en sorte que la température de la chambre ne soit ni trop chaude ni trop basse. On devra souvent changer la malade de position, éviter surtout le décubitus dorsal prolongé, tant pour soulager le malade lui-même que pour prévenir les gangrènes extérieures et l'engorgement de la partie postérieure des poumons. La malpropreté, une nourriture insuffisante ou de mauvaise qualité, les excès de table, les passions vives, les évacuations excessives, les travaux intellectuels immodérés, etc., telles sont des circonstances qu'il suffit d'indiquer pour qu'on sache en prévenir ou modérer l'influence. Le linge des malades devra être souvent changé; on enlevera promptement les matières sécrétées; le repos physique et moral est indispensable; la plus grande tranquillité est nécessaire aux malades, qui ne doivent être entourés que de peu de personnes, ainsi que le recommandait Galien.

(1) Au commencement de la deuxième année de la guerre entre Sparte et les Athéniens, vers l'an 419 avant J.-C., se déclara dans Athènes la peste funeste qui porte le nom de peste d'Athènes; ce fut alors qu'Hippocrate refusa les dons d'Artaxerxès qui cherchait à l'attirer en Perse où la maladie s'était déclarée, et qu'il alluma, dit-on, dans les rues d'Athènes des feux pour purifier l'air : suivant d'autres, ce moyen fut inutilement employé par un médecin d'Agrigente, nommé Acron.

SECTION II*. *Traitement des fièvres typhoïdes eu égard aux périodes et aux espèces de ces maladies, et à la distinction établie dans le chapitre V entre les altérations primitives, simultanées et consécutives.*

Après avoir consacré un examen tout particulier aux principaux moyens thérapeutiques conseillés ou mis en usage contre les fièvres typhoïdes, nous devons maintenant faire connaître ceux qui nous semblent préférables, dans quel ordre et à quelle période de la maladie ils doivent être administrés, déduire, en un mot des conséquences thérapeutiques de la distinction que nous avons établie dans le chapitre précédent parmi les altérations *primitives, secondaires* et *concomitantes.*

Pour faciliter l'exposition de ce que j'ai à dire dans cette 2° section, je diviserai les fièvres typhoïdes en trois périodes; mais avant d'aller plus loin, il est nécessaire d'établir les motifs qui nous portent à regarder, ainsi que M. Chomel, les fièvres inflammatoire, bilieuse, muqueuse, adynamique, ataxique, comme des formes ou des degrés d'une même affection : c'est que les fièvres *inflammatoire, bilieuse* ou *muqueuse*, ne produisent jamais la mort sans devenir graves, c'est-à-dire, *adynamiques* ou *ataxiques*; si, en effet, on consulte les faits rapportés par les auteurs comme caractérisant la fièvre *inflammatoire* ou *bilieuse* ou *muqueuse* terminée par la mort, on voit que dans ces cas la fièvre est devenue *ataxique* ou *adynamique* et l'on constate alors à l'autopsie l'existence des altérations propres à ces deux derniers ordres; mais comme les fièvres *inflammatoire, bilieuse, muqueuse*, ne se terminent pas toujours par la mort, en d'autres termes, ne deviennent pas toujours et nécessairement *ataxiques* ou *adynamiques;* comme d'un autre côté, ces deux dernières formes peuvent apparaître dans quelque cas, très-rares il est vrai, sans avoir été précédées des symptômes de l'un ou do l'autre des trois ordres primitifs, nous ne pouvons ici nous dispenser d'exposer les moyens thérapeutiques qui conviennent à chacune en particulier de ces cinq formes de la maladie.

Nous indiquerons donc successivement les méthodes et les moyens thérapeutiques qu'il nous semble le plus rationnel et le plus avantageux d'adopter :

1° Dans la 1re période qui nous présente en quelque sorte la maladie à *l'état local*, qui peut revêtir la forme inflammatoire, bilieuse ou muqueuse et à laquelle se rapportent les altérations primitives, celles du canal intestinal dans la majorité des cas;

2° Dans la 2e période, qui nous offre les formes dites *ataxique* et *adynamique* le plus souvent réunies, ordinairement précédées de l'un ou de l'autre des trois états de la 1re période; et alors à cette 2e période correspondent les altérations *concomitantes* et *secondaires*, celles des organes de la respiration, du système nerveux, du sang et de la circulation, de la nutrition et des sécrétions.

3° Dans la 3e période qui comprend la convalescence ou bien cet état de rémission qui ne fait souvent que précéder la mort et annonce le *summmum* de la prostration.

ARTICLE 1er. Traitement des fièvres typhoïdes à leur première période, et des formes spéciales dites inflammatoire, bilieuse, muqueuse.

Nous avons vu dans le chapitre 5e qu'à cette 1re période correspondent, en général, les altérations primitives, celles du canal intestinal en particulier, altérations dont nous avons tâché de démontrer le caractère inflammatoire : c'est donc surtout aux moyens antiphlogistiques, émolliens, adoucissans, délayans, qu'on doit avoir recours dans cette période.

Si le sujet est fort et sanguin, on devra tirer du sang par la phlébotomie : celle du bras est préférable à celle du pied, à moins que dès l'invasion, la maladie ne prenne, comme on disait naguère, la forme *cérébrale*; on devra réitérer les applications de sangsues à l'épigastre, au bas de l'abdomen, à l'anus, derrière les oreilles, suivant que la douleur sera plus prononcée dans la région épigastrique ou hypogastrique, que la diarrhée sera plus abondante, ou que la face vultueuse et animée indiquera une congestion vers la tête. On sait que cette douleur existe surtout dans la fosse iliaque droite, lieu correspondant à la fin de l'idéon et au cœcum qui sont le plus gravement altérés ainsi que nous l'avons vu dans le chapitre IV ; c'est donc principalement vers cet endroit qu'on doit appliquer les sangsues et qu'on devrait diriger les moyens adoucissans ; mais malheureusement ces moyens adoucissans n'ont que peu de prise contre l'entéro-mésentérite, parce qu'on peut difficilement les faire arriver au siége du mal, puisqu'ils sont absorbés avant d'y arriver lorsqu'on les donne par la bouche, et qu'ils sont encore arrêtés par la valvule de Bauhin lorsqu'on les administre en lavemens.

On donnera pour boissons, qui devront être prises jusqu'à concurrence de plusieurs pintes par jour, la tisanne d'orge qui était la tisanne favorite qu'Hippocrate prescrivait dans presque toutes les affections aiguës, de chiendent, la limonade gommées ou édulcorées, les solutions de sirop de gomme ou de groseilles, etc. ; on tiendra l'abdomen recouvert de fomentations émollientes ; on injectera chaque jour plusieurs demi-lavemens émolliens ; s'il y a menace de congestion cérébrale, le malade pourra prendre le soir un pédiluve sinapisé, ou bien on appliquera un sinapisme à une jambe.

Voici le traitement que M. Chomel conseille de mettre en usage lorsque la maladie est bénigne et ne revêt pas la forme spéciale *inflammatoire, bilieuse, muqueuse, adynamique,* ou *ataxique* (1) : boissons rafraîchissantes prises à de courts intervalles et proportionnées au besoin du sujet (orangeade, solution de sirop de groseilles, eau pure) ; fomentations et cataplasmes émolliens sur l'abdomen ; lotions d'eau vinaigrée sur tout le corps ou bains simples si la chaleur est élevée ; lavemens mucilagineux ; compresses froides sur le front si la tête est douloureuse ; cataplasmes chauds et sinapisés aux pieds s'il y a tendance à l'assoupissement et aux rêvasseries ; saignée au début contre la céphalalgie et pour

(1) *Leçons sur la fièvre typhoïde*, 1834, p. 464 et suiv.

prévenir les accidens ultérieurs; sangsues derrière les oreilles ou à l'anus, suivant que la céphalalgie est intense ou la douleur abdominale vive; petit-lait tamariné, sels neutres, laxatifs doux, si les selles sont rares; boissons mucilagineuses, eau de gomme ou de riz, demi-lavemens d'amidon, si les selles sont, au contraire, trop fréquentes; boisson amère ou aromatique s'il y a amélioration notable, etc.

Tels sont, d'une manière générale, les principaux moyens de traitement à employer dans la première période des fièvres typhoïdes; ces moyens devront varier suivant une foule d'indications qu'il est impossible d'établir *à priori*; il est sous-entendu encore qu'on suivra, relativement au régime, aux complications et aux soins hygiéniques en général, les règles que nous avons établies dans la section précédente, article 3. Quelques différences, quelques indications spéciales, se présenteront, en outre, à remplir, si l'affection revêt plus particulièrement l'une des trois formes *inflammatoire, bilieuse, muqueuse*, dont nous allons maintenant parler.

§ Ier *Traitement de la forme inflammatoire.* — Grant donnait au début des lavemens émétisés et purgatifs; mais tous les auteurs anciens se sont accordés pour donner la préférence aux délayans, aux tempérans, à la saignée générale qu'ils regardaient comme plus efficace que celle par les sangsues. Pinel a conseillé contre la fièvre inflammatoire un traitement basé, suivant lui, sur la méthode suivie par Hippocrate, Stahl, Tissot, c'est-à-dire l'expectation, l'éloignement des causes de la maladie, le soin de combattre les symptômes prédominans, la saignée, si quelque organe important à la vie est menacé, des boissons adoucissantes avec addition de nitre.

On vient de voir que Pinel conseillait la saignée lorsqu'un organe important à la vie était menacé : c'est vraisemblablement dans des cas de ce genre, fièvre inflammatoire imminente ou éphémère, que Galien faisait tirer près de cinq à six livres de

sang jusqu'à syncope; c'est surtout encore dans cette forme inflammatoire, ainsi que dans la première période de la maladie,
que convient le traitement antiphlogistique tel qu'il a été for-
mulé par M. Bouillaud contre l'entéro-mésentérite typhoïde (1),
mais dont l'application doit toujours être faite de façon à se mé-
nager les moyens de combattre les inflammations accidentelles.

La limonade, l'orangeade, l'eau de groseille, le sirop de vinaigre, l'oxymel simple, etc., sont des rafraîchissans fort usités
dans la fièvre inflammatoire; voici le traitement que propose
alors M. Chomel : traitement antiphlogistique proportionné à
l'âge et à la force de l'individu, à l'intensité des symptômes inflammatoires; application de sangsues contre les congestions locales; diète absolue; boissons rafraîchissantes (petit-lait, limonade végétale); bains tempérés; fomentations et lavemens adoucissans; lotions fraîches sur le front; combattre par la saignée
les complications inflammatoires; soins hygiéniques; air frais et
fréquemment renouvelé; repos au lit; calme physique et moral;
diète jusqu'à la convalescence; comme préservatif éviter l'intem-
pérance, le vin, les viandes noires, la constipation, les exercices
violens et prolongés, les passions (2).

§ 2. *Traitement de la forme bilieuse ou gastrique.* — Pinel
a conseillé l'eau de veau émétisée, puis les boissons délayantes,
les fruits nouveaux et bien mûrs, les toniques à la fin de la fièvre
gastrique rémittente. Ce sont encore ici les moyens antiphlogistiques et délayans qui conviennent le plus ordinairement, les boissons acidulées à la glace, le petit-lait (Tissot), ce qu'a reconnu
Stahl lui-même dans certains cas lorsqu'il a dit : « Adfuêre sympto-
» mata biliosa plura, attamen antiphlogistica profuêre sola... »

On sait qu'on faisait autrefois un grand usage des éméto-purgatifs dans la fièvre bilieuse, mais surtout des vomitifs qui pas-

(1) *Clin. méd. de l'hôpital de la Charité*, Paris, 1837, 3 vol. in-8°.
(2) Ouvr. cité, p. 469 et suiv.

saient pour donner à l'économie tout entière une secousse favorable en même temps qu'ils évacuaient la cause du mal (la bile); M. Broussais n'a pas peu contribué à faire presque tomber cette méthode de traitement en désuétude, et à lui faire substituer les moyens acidules et antiphlogistiques. M. Chomel ne regarde pas comme démontrée (1) l'utilité des vomitifs et des purgatifs dans cette espèce de fièvre; il admet cependant que l'indication des vomitifs se présente dans certaines épidémies, et lorsqu'il y a des signes de surcharge des premières voies; il conseille les boissons fraîches, acidules, l'orangeade, la limonade, le sirop de groseilles, les décoctions à peine sucrées des fruits rouges, tels que les groseilles, les cerises, les framboises, dans la saison qui les fournit, la saignée au début; l'air frais, la précaution d'éviter les écarts de régime, les affections morales vives, et le travail à l'ardeur du soleil. Tels sont les moyens qu'il recommande encore comme hygiéniques ou préservatifs.

On ne peut disconvenir que dans les cas d'embarras gastrique ou de *polycholie* sans signe manifeste d'irritation de l'estomac, il y a en quelque sorte rationnalité à employer les vomitifs qui, en évacuant la bile, préviennent l'irritation qui peut résulter de sa surabondance; c'est ce qu'a fort bien développé M. Annesley dans son ouvrage sur les maladies de l'Inde où l'on observe si souvent des flux bilieux et des fièvres bilieuses sous le type continu ou rémittent, et ce que justifie souvent la pratique; mais, il faut l'avouer, les cas d'embarras gastrique ou de polycholie sans irritation de la muqueuse de l'estomac ne sont peut-être pas les plus fréquens.

§ III. *Traitement de la forme muqueuse.* Selle, Stoll, J. P. Frank, Baglivi, Roederer et Wagler, ont conseillé l'usage des éméto-purgatifs; Pinel lui-même les prescrivait et les faisait suivre des aromatiques, des toniques et des mucilagineux à la fin, à

(1) *Loc. cit.*, p. 471 et suiv.

l'exemple de Rœderer et Wagler. On a donné encore les boissons mucilagineuses tièdes et miellées ; les amers. L'émétique donné comme vomitif ou en lavage agissait, disait-on, comme sédatif et diaphorétique par la secousse qu'il provoquait. Les légers évacuans ou minoratifs nous semblent pouvoir être employés ici dès le début avec une sorte de rationalité, l'irritation sécrétoire devant laisser à la surface de la muqueuse intestinale des produits de sécrétion ; c'est ainsi que M. Andral, en 1831 et 1832 à l'Hôpital de la Pitié, a usé avec succès des doux purgatifs contre la fièvre-muqueuse (1) ; nous renvoyons, du reste, à ce que nous avons dit, dans la section précédente, du traitement par les évacuans pour le choix de ces doux purgatifs ou minoratifs.

Voici quel est le traitement proposé par M. Chomel contre la fièvre muqueuse (*loc. cit.*, p. 473) : infusion légèrement amère ou faiblement aromatisée, celle de germandrée, de feuilles d'oranger, l'eau de veau ou de poulet légèrement aromatisée avec le cerfeuil ou le sirop de framboises ; plus tard, infusion de petite centaurée, de chicorée, de sauge, de camomille, ou de menthe ; diète moins sévère que dans les autres fièvres, végétaux et viandes blanches, eau rougie, éviter le froid humide, exercice modéré, frictions sèches sur tout le corps ; un verre d'absinthe le matin.

ARTICLE II. Traitement des fièvres typhoïdes à leur deuxième période et des formes spéciales dites adynamique et ataxique.

Les moyens conseillés dans cette 2ᵉ période, dit M. Chomel (2), ont considérablement varié suivant les idées régnantes sur la nature des deux formes *ataxique* et *adynamique* qu'on observe plus particulièrement dans cette période ; mais c'est ici le lieu de rappeler les conclusions auxquelles nous sommes arrivés dans le chapitre 5, savoir qu'à cette époque de la durée des fièvres ty

(1) *Transactions méd. de la soc. de médecine de Paris*, tom. XI, p. 69, et *Arch. gén. de médecine*, 1834.

(2) Loc. cit., p. 474.

phoïdes semblent devoir être rapportées les altérations *secondai-res* du sang et des autres liquides.

C'est donc contre cette altération secondaire du sang qu'on doit diriger les moyens thérapeutiques. Il faut, en un mot, se comporter ici comme dans la 2ᵉ période de la phlébite, où l'on observe, comme on sait, les symptômes graves *ataxo-adynami-ques*; il faut chercher à détruire par tous les moyens possibles la cause ou l'élément nuisible, quel qu'il soit soit, de cette altération du sang. Ces moyens, d'après M. Forget (1), peuvent être ré-duits aux suivans : 1° neutraliser la cause ou l'agent septique par des réactifs; 2° le diluer par une abondante introduction d'eau; 3° l'éliminer par divers émonctoires; 4° l'extraire avec le sang altéré; 5° l'abandonner à lui-même et combattre les accidens qui en résultent. Or à ces cinq ordres de moyens thérapeutiques peu-vent être ramenés tous ceux proposés par les auteurs dans cette période de la fièvre typhoïde.

1° Neutraliser l'agent septique par des réactifs : mais, il faut l'avouer, les réactifs dans ce cas sont ou inconnus, ou rares, ou lents, ou insuffisans; tels sont peut-être les toniques que Pinel administrait alors et dès le début de la maladie si celle-ci prove-nait d'une cause septique, et qui ont encore été conseillés dans la 2ᵉ période par Rivière, Finke, MM. Louis, Chomel, Scoutetten, Broussais, ainsi que nous l'avons établi précédemment (sect. 1ʳᵉ, art. 1ᵉʳ, § 3) : encore ces toniques n'ont-ils que peu de prise con-tre l'altération secondaire du sang, et ne conviennent-ils peut-être que tout-à-fait à la fin de la maladie et pour aider la conva-lescence.—A ce genre de moyens semble devoir encore être rap-porté le chlore administré par MM. Réveillé-Parise, Chomel et Bouillaud.

2° Diluer l'agent septique par une abondante introduction d'eau dans l'économie; c'est ce que M. Magendie a eu en vue par

____

(1) *Des indications thérapeutiques tirées des sécrétions et des exhalations*, thèse pour le concours ouvert à Strasbourg par la chaire de clinique interne, 1836.

les injections d'eau dans les veines contre la rage, et c'est ce que pratique M. Piorry par l'usage des boissons abondantes dans la typhoémie (1). C'est ainsi que les adoucissans, les délayans, les humectans, comme les appelaient les anciens, qui conviennent dans la première période en modifiant la plasticité du sang, en arrosant la surface absorbante intestinale irritée, sont également utiles dans la deuxième période pour étendre le sang altéré; aussi, les auteurs des excellens Mémoires de Leipsick disent-ils : « Emollientia verò sola in putridis febribus data » insignes virtutes subindè possident : vidimus *solâ foliorum* » *malvæ decoctione febres putridissimas sanatas* (2). »

3° Éliminer l'agent septique par divers émonctoires : c'est ainsi qu'on peut expliquer les succès dans cette deuxième période des révulsifs, des sudorifiques, des bains de vapeur, de l'acétate d'ammoniaque ou esprit de Mindérérus (Petit, Réveillé-Parise, Masuyer), qui ont une action puissante sur la peau ; des purgatifs qui ont aussi été conseillés à la fin de ces maladies par Hippocrate, Grimaud, M. Bretonneau, qui notent expressément que la diarrhée copieuse et fétide a été observée chez les animaux qui ont survécu aux injections putrides pratiquées dans leurs veines (Gaspard, Magendie, Leuret et Hamon, etc.) ; d'un autre côté, on sait que les purgatifs sont dangereux à cette époque de la maladie, parce qu'ils peuvent déterminer la perforation intestinale, ainsi que nous l'avons vu plus haut (section 1re, art. 1, § 1er).

4° Extraire l'agent septique avec le sang par la saignée. Botal, Sydenham, Huxham, Pringle, conseillaient la saignée à cette période; Botal surtout recommandait ce moyen dans les affections compliquées de malignité, dans les fièvres putrides et dans toute celles où il y a altération des humeurs; MM. Leuret et Hamon (3),

(1) Quesnay avait déjà fait un précepte des boissons abondantes dans les cas de résorption purulente.

(2) Tom. XXVII, p. 123.

(3) *Nouv. bibl. médicale*, 1826, tom. II et IV, 1827, tom. IV.

de Larroque (1), ont aussi eu recours avec succès à la saignée générale pratiquée sur les animaux dans les veines desquels ils
avaient injecté des matières putrides; il semble, en effet, rationnel de diminuer la masse du sang ainsi altéré; cependant
Pinel, Smith, MM. Louis et Broussais, se sont prononcés contre
l'usage de la saignée dans cette période; on a objecté qu'on ne
peut enlever tout le sang, et qu'en n'en enlevant qu'une partie,
on active l'absorption et la résorption qui ont donné lieu à l'altération du sang. D'ailleurs, a dit Courcelles d'Amiens (2), en sai-
gnant dans les affections putrides, ou l'on tire le sang qui n'est
pas altéré, et son altération fait de nouveaux progrès à cause de
la faiblesse, ou l'on enlève tout le sang qui est altéré, ce qui peut
avoir des suites fâcheuses. La saignée, si tant est qu'elle convienne
à cette période, doit donc être peu copieuse.

5° Abandonner la maladie à elle-même et combattre les accidens qui pourront survenir. C'est alors qu'on pourra observer
des phénomènes vraiment critiques, soit par les selles, les urines,
la peau, etc.

Ainsi donc, les moyens qu'il nous semble rationnel (d'après
les conclusions auxquelles nous sommes arrivés dans le chap. 5
sur la valeur des altérations dans les fièvres typhoïdes) de mettre
en usage dans la seconde période de ces maladies, sont les toniques à petite dose, qui conviennent surtout, d'après M. Chomel, dans les états adynamique ou ataxo-adynamique réunis, le
chlorure de soude, les boissons émollientes données en grande
quantité, les révulsifs, l'acétate d'ammoniaque à faible dose,
les sels neutres dans les cas seulement où le ventre n'est pas
libre (3).

(1) *Jour. de la société de méd. de Paris*, 1830, tom. CX.
(2) *De verá ratione mittendi sanguinis*, in-8. Francof., 1593.
(3) Il est juste de rappeler que M. Gaspard était déjà arrivé à des conclusions à
peu près semblables, lorsqu'il a conseillé les antiseptiques, les acides, les évacuans
et, pour diminuer la force de l'absorption, des alimens, contre les fièvres graves,
que, d'après les expériences sur les animaux, il regarde comme dépendant, soit

A cette seconde période, des fièvres typhoïdes correspondent encore les altérations que nous avons dites *simultanées* ou *sym- pathiques*, telles que la pneumonie, l'exaltation ou l'irritation des centres nerveux, etc., et qui doivent être combattues par des moyens appropriés, ainsi que nous l'avons établi à l'article du traitement des complications. C'est, du reste, en traitant bien la maladie dans la première période qu'on prévient les lésions sympathiques ou de complication, et Galien avait déjà remar- qué (1) que le cerveau, *sympathiquement* affecté, guérit fort bien, si la partie *primitivement* affectée guérit bien elle-même.

Voici maintenant dans quel ordre et avec quelle modification doivent être administrés ces divers moyens thérapeutiques sui- vant la forme prédominante des fièvres typhoïdes à la seconde période.

§ Ire *Traitement de la forme adynamique ou putride.* — Les moyens qui conviennent alors sont précisément ceux que nous avons indiqués il n'y a qu'un instant; ainsi, on pourra adminis- trer à l'extérieur le chlorure de soude; on n'usera des toniques qu'avec réserve, parce qu'il est peut-être préférable de les em- ployer dans la troisième période comme adjuvans dans la conva- lescence; les tisannes adoucissantes et émollientes, données à haute dose, seront encore mises en usage; seulement, pour imi- ter les auteurs anciens qui administraient souvent les acides mi- néraux et l'acide sulfurique contre la fièvre putride, on pourra couper la tisanne avec l'eau de Seltz ou l'eau gazeuse; on aura re cours aux révulsifs sur la peau, etc.

M. Chomel conseille (2) les moyens suivans qu'on mettra suc- cessivement en usage à mesure que la maladie augmentera en intensité : amers et aromatiques, décoction de quinquina, infu-

d'une diathèse putride particulière, soit de l'absorption de matières putrides (*Journ. de physiologie exp.*, tom. IV.

(1) *De loc. affect.*, lib. 2, cl. 3, p. 13 D.

(2) Loc.cit., p. 476 et suiv.

sion de camomille et de sauge en boisson, en lavement, en bain
et en fomentation; vin, camphre et éther à dose modérée; dans
un plus haut degré d'intensité élever la dose des mêmes remèdes;
quinquina en extrait et en lavemens : le quinquina sous forme
d'extrait est préférable au sulfate de quinine qui agit plutôt
comme antipériodique; vin alcoolisé, d'Espagne (de Madère ou
de Malaga), donné par cuillerée de 4 à 5 fois le jour, de deux en
deux heures ou même d'heure en heure; s'il y a de la tendance au
délire, les vins froids, tels que ceux de Bordeaux ou de Bourgogne, valent mieux que les vins de Madère ou de Malaga; ces vins
froids de Bordeaux ou de Bourgogne peuvent être mêlés aux boissons des malades dans la proportion d'un quart, d'un tiers ou de
la moitié de vin; vins généreux purs dans l'intervalle des exacer-
bations fébriles; M. Chomel a pu donner ainsi quelquefois jusqu'à 8 onces de vin de Madère ou de Malaga dans les 24 heures.
Mais nous pensons que la plupart de ces moyens énergiques, et
notamment les vins généreux, ne conviennent que dans la 3e période des fièvres typhoïdes, c'est-à-dire, lorsque le malade est arrivé à un état de gravité telle qu'il n'y a plus d'espoir ou bien
lorsque la convalescence s'établit.

§ II. *Traitement de la forme ataxique ou maligne.* On a
conseillé contre la forme ataxique les antispasmodiques, les antiphlogistiques, les toniques, suivant que le désordre de l'innervation qui caractérise l'état ataxique a été attribué à une phlegmasie, à la débilité, ou à un état de spasme. Voici le traitement
proposé par M. Chomel (*loc. cit.*, p. 475) : 1° s'il y a forme *in-
flammatoire-ataxique*, traitement antiphlogistique; 2° s'il y a
forme *ataxo-adynamique*, traitement par les toniques; 3° s'il
y a forme *ataxique* seule, antiphlogistiques ou toniques suivant
les indications tirées de la constitution, de l'alimentation habi-
tuelle du sujet; 4° s'il n'y a pas d'indication précise, suivre une
médication expectante.

L'état ataxique nous paraissant dû, ainsi que nous l'avons dit dans le chap. V, à l'irritation ou à l'exaltation *sympathique* ou *secondaire* du centre nerveux cérébro-spinal, c'est le cas de recourir aux moyens dits calmans et antispasmodiques et aux révulsifs, aux applications de glace sur la tête, aux sinapismes et aux vésicatoires sur les extrémités inférieures, aux bains tièdes, l'opium, l'éther à petites doses. Le gilet de force ou autres moyens contentifs seront nécessaires lorsque, dans la violence du délire, le malade cherchera à sortir de son lit. Les soins moraux concourront aussi à raffermir ou à calmer le malade.

On s'occupera, enfin, dans cette 2e période, du traitement diététique, hygiénique et des complications, en suivant les règles précédemment établies (sect. 1re, art. 2 et 3).

ARTICLE. III. Traitement des fièvres typhoïdes à leur troisième période et dans la convalescence.

La troisième période des fièvres typhoïdes est caractérisée par des symptômes qui annoncent une prostration profonde et l'altération de tous les liquides, l'altération *totius substantiæ* pour parler le langage des anciens, état de prostration et de résolution générale qui précède ordinairement la mort, mais quelquefois aussi une terminaison favorable, la convalescence. C'est le cas d'insister sur les toniques énergiques et les vins généreux indiqués pour le traitement de la forme adynamique, et nous rappellerons à ce sujet le précepte d'administrer les toniques à la fin de ces maladies donné par Rivière, Finke, MM. Louis et Chomel, De Larroque lui-même, Broussais et Scoutetten, qui réservent leur emploi pour cette période pensant qu'ils produisent une stimulation salutaire sur le cerveau et l'absorption et qu'ils sont adjuvans dans la convalescence (1).

On donnera donc l'infusion de quinquina acidulée, des pilule de camphre et de nitre, le ventre sera frictionné avec la teinture alcoolique de quinquina dans laquelle on aura fait dissoudre du

____

(1) Voy. dans ce chapitre 6, section 1, article 1, § 3 à la fin.

camphre; on activera la fonction perspiratoire de la peau par l'usage des bains et par des frictions excitantes qui auront en outre l'avantage de ranimer l'action musculaire. On agira de la sorte sur les membres inférieurs frappés d'œdème, que l'on pourra aussi frotter avec des flanelles chaudes exposées à la vapeur de benjoin, avec de l'alcool camphré, ou bien enfin entourer d'un bandage compressif.

Les sueurs et l'insomnie, qui tourmentent quelquefois les malades dans la convalescence, réclament l'usage des toniques et d'une bonne nourriture, le quinquina en extrait ou en substance et uni au fer; on a vanté aussi la petite sauge contre les sueurs colliquatives. Contre la surdité qui se prolonge, on peut, à l'exemple de Storck, administrer un fort purgatif et appliquer un vésicatoire à la nuque. L'eau de Bonnes factice est avantageuse contre la diarrhée colliquative qui persiste quelquefois à cette époque (Bretonneau).

Pour remédier à la faiblesse et à la douleur d'estomac, on pourra imiter la conduite de Galien, qui faisait pratiquer alors sur l'épigastre, avant d'en venir aux alimens, des frictions ou fomentations chaudes avec l'huile dans laquelle il avait fait bouillir de l'absinthe trempée dans l'eau bouillante pour la dépouiller de son odeur forte (1). Enfin, on suivra pour le régime, l'hygiène et les autres complications, les règles que nous avons établies dans les art. 2 et 3 de la section précédente.

(1) Grimaud, *Cours de fièvres*, tom. I, p. 232.

DEUXIÈME PARTIE.

HISTOIRE DU TYPHUS.

Chapitre Ier. *Causes du Typhus.*

On peut rapporter à deux chefs principaux les causes du typhus, suivant qu'elles concourent à son développement primitif,
suivant qu'elles favorisent sa transmission. Nous rangerons sous
le premier chef les conditions d'âge, de sexe, de constitution et
de tempérament, des lieux et habitation, des saisons et de la température, de la nourriture, des professions, des affections morales ; nous exposerons ensuite ce qui a trait à la contagion. On
pourrait encore diviser ces causes en prédisposantes et occasionelles, prochaine ou matérielle.

§ Ier. *Age.* — Nous manquons d'une série de faits nombreux
et bien observés pour apprécier l'influence de l'âge sur le développement du typhus; on sait seulement, d'après Hildenbrand,
que l'âge jeune ou moyen est une condition de l'efficacité de la
contagion médiate.

§ II. *Sexe.* — Hildenbrand indique le sexe féminin comme
concourant à une disposition nécessaire à l'établissement de la
contagion qu'il appelle médiate.

§ III. *Tempérament, constitution.* — Nous dirons avec Hildenbrand que les conditions des sujets faibles, à peau fine, débi-
lités par des privations ou par des affections morales antérieures,
n'ont, comme les précédentes, c'est-à-dire celles relatives à l'âge
et au sexe, qu'une part prédisposante dans le développmeent
primitif du typhus.

§ IV. *Professions.* — Les auteurs ne nous ont absolument
rien laissé touchant l'influence des professions comme condition
de développement du typhus.

§ V. *Lieux, habitation, acclimatement.* — L'air vicié par les émanations d'hommes sains entassés dans des lieux étroits, par les exhalaisons d'individus entassés et atteints de fièvres continues, ardentes, par la putréfaction des cadavres en plein air, par l'exhumation de cadavres dans un état de putréfaction avancée, par les émanations des marais ou eaux croupissantes, par les exhalaisons de substances animales et végétales en putréfaction, d'un sang corrompu, du fumier, des excrémens, la malpropreté, le défaut de ventilation, l'habitation dans les villes peuplées et basses, dans les maisons petites et sales, dans les prisons et les hôpitaux surchargés de malades, telles sont, d'après Mindérer, Monro, Rouppe, Lœw, Pringle, Lind, Hildenbrand, les causes qui favorisent principalement le développement du typhus. Ainsi on l'a vu occasioné par des cadavres corrompus sur un champ de bataille (Galien, Forestus); par la putréfaction d'une baleine abandonnée sur le rivage (Forestus); c'est ainsi encore que, suivant M. Keraudren (1), le typhus de Toulon en 1829 était dû à l'encombrement, puisqu'il cessa lorsqu'on eut dispersé 600 forçats entassés sur un bagne flottant; que le typhus qui régna dans la même ville en 1830 et 1832 était, d'après MM. Keraudren (2) et Bally (3), le résultat, soit de la stagnation des eaux, soit du curage et du pilotage, travail qui met en mouvement des masses considérables d'une boue infecte. On a remarqué que la maladie frappe d'abord les sujets nouvellement arrivés à bord des navires infectés.

§ VI. *Saisons, température.* On a noté encore l'influence de

(1) Communication à l'Académie royale de médecine. *Archives de médecine*, tom. XXII, p. 266.

(2) Discussion à l'Académie de médecine, séance du 26 février 1833.

(3) Rapport fait à l'Académie, le 15 octobre 1833, sur le mémoire de M. Fleury, médecin en chef de la marine à Toulon (Historique médical de la maladie qui a régné parmi les condamnés du bagne de Toulon, dans les *Mémoires de l'Académie royale de Médecine.* Paris, 1833, t. III, pag. 501 et suiv.).

l'humidité froide ou chaude qui favorise l'action des corps putres-cibles et des principes délétères ; aussi a-t-on souvent observé le développement de la maladie dans les pays marécageux après une saison chaude.

§ VII. *Nourriture.* Hildenbrand range au nombre des causes du typhus originaire les alimens insalubres, altérés, insuffisans ; l'usage de viandes sans légumes, de chairs corrompues ou provenant d'animaux malades, de poissons pourris, d'œufs gâtés, de pain mauvais, de végétaux altérés, d'eaux insalubres.

§ VIII. *Affections morales.* La nostalgie, les passions tristes, les chagrins, la peur, sont encore des causes qui favorisent le développement de la maladie en diminuant l'énergie vitale.

§ IX. *Contagion.* La contagion, admise par Pringle, Rouppe, Poissonnnier, Hildenbrand, semble constituer le caractère fondamental du typhus qui a reçu de quelques observateurs le nom de *fièvre contagieuse.*

Mais quel est le mode de transmission du typhus une fois développé? Est-ce par le contact ou par l'atmosphère? Suivant quelques auteurs, il serait communiqué par *infection,* puisque, disent-ils, on n'a jamais vu des individus affectés transmettre la maladie à des sujets sains hors du foyer de l'*infection ;* d'après d'autres auteurs, au contraire, le typhus se gagnerait par le contact des typhiques ou de leurs effets, tandis que sa transmission par des *miasmes* ou l'atmosphère ne serait pas prouvée.

D'après Pringle, le typhus se transmet plus ou moins vite suivant la distance du foyer d'infection.

Suivant Hildenbrand, il est contagieux soit *immédiatement,* par contact, par une sorte d'atmosphère animale ; soit *médiatement* par le moyen des corps plus ou moins conducteurs du miasme typhique qui conserverait sa propriété contagieuse pendant trois mois et qui aurait probablement une activité d'autant plus forte et plus longue que les effets dont il provient ont séjourné

davantage dans un lieu privé d'air. Quant au principe contagieux du typhus, il acquiert vraisemblablement, d'après Hildenbrand, sa propriété contagieuse au moment de l'apparition
de l'exanthème.

Comme exemples remarquables de la contagion du typhus, je
me contenterai de rapporter les suivans tirés de l'ouvrage de
Pringle et qui ont été cités par la plupart des auteurs qui ont
écrit sur le typhus. En 1750, aux assises d'Old-Baïly, où furent
traduits beaucoup de criminels dont quelques uns étaient atteints
de la fièvre des prisons, quatre des six juges composant le tribu-
nal moururent; deux à trois avocats, plusieurs jurés, et divers
autres assistans au nombre de quarante, succombèrent dans la
quinzaine qui suivit la session. — Des tentes, qui avaient servi
de couverture à des malades atteints du typhus, furent remises
à un ouvrier de Gand pour les réparer : vingt-trois individus
employés à ce travail furent affectés, dix-sept succombèrent.

Ce qui complique singulièrement la question de savoir si c'est
par *contact* ou par l'*atmosphère* qu'a lieu la transmission du
typhus une fois développé, c'est que l'on trouve, en y regardant
de près, que ces deux modes de transmission ont entre eux la plus
grande analogie : aussi, sous ce rapport, a-t-on avec raison distingué 1° une *infection organique* ou *contagion vive*, qui a
lieu lorsqu'un individu affecté devient lui-même un foyer d'infection pour l'air environnant et les personnes qui se trouvent
dans sa sphère d'activité ; 2° une *infection inorganique* ou *contagion morte*, lorsque l'infection provient de substances inani-
mées (Hufeland).

Maintenant sur quel appareil de l'organisme le miasme typhique porte-t-il d'abord son action ? que ce soit sur la peau ou sur
la muqueuse pulmonaire, ou sur les deux à la fois, toujours est-
il que l'innervation et le sang paraissent être les premiers à en
ressentir l'atteinte, ainsi que nous le verrons en parlant de la nature du typhus.

La surface absorbante gastro-pulmonaire semblerait cependant recevoir la première l'action du miasme typhique ; car, ainsi que cela résulte des recherches et des expériences de M. Magendie, sur l'imbibition et la perméabilité aux gaz des membranes vivantes (1), la peau, dans les maladies miasmatiques du moins, ne permet que difficilement l'imbibition et par suite l'absorption si elle n'a été privée d'épiderme.

Nous terminerons ce qui a trait à la contagion du typhus en faisant observer que le typhus communiqué n'attaque le plus souvent qu'une fois le même individu, d'après Hildenbrand, tandis que, suivant Pringle, la fièvre des camps et des prisons est sujette à rechute.

Chapitre II. *Symptômes du typhus.*

Article Ier. Exposition des symptômes du typhus dans les diverses périodes de la maladie.

Hildenbrand distingue huit périodes pour le typhus régulier et irrégulier : 1° de contagion ; 2° d'opportunité ou de symptômes avant-coureurs ; 3° d'invasion ; 4° inflammatoire, catarrhale inflammatoire, exanthématique, d'irritation, d'ébullition (suivant les anciens médecins) ; 5° nerveuse ou de faiblesse ; 6° de la crise ; 7° de rémission ; 8° de convalescence.

Les autres auteurs admettent seulement divers degrés suivant les progrès et l'intensité de la maladie. Pringle, entre autres, distingue trois degrés ou périodes : la première période de Pringle correspond à la deuxième d'Hildenbrand (opportunité ou symptômes avant-coureurs) ; la deuxième période de Pringle se rapporte à la troisième d'Hildenbrand (invasion) ; enfin, la troisième période de Pringle comprend les cinq dernières admises par Hildenbrand.

Pour faciliter la recherche des analogies et des différences qui peuvent exister entre le typhus et les fièvres typhoïdes sous le rapport des symptômes, j'établirai pour le typhus, comme je l'ai fait

(1) *Leçons sur les phénomènes physiques de la vie*, etc. Paris, 1836.

pour les fièvres typhoïdes, cinq périodes dans lesquelles je comprendrai cependant tout ce qu'a dit Hildenbrand, savoir : 1° prodrômes, invasion, début (1re, 2e et 3e périodes d'Hildenbrand); 2° inflammatoire; 3° nerveuse ou de faiblesse; 4° de rémission ou d'augmentation (la période de la crise d'Hildenbrand devant nous occuper dans le chapitre suivant en parlant des terminaisons du typhus); 5° de convalescence.

Ire *période.* (Prodromes, préludes, symptômes avant-coureurs, invasion, début, trois premières périodes d'Hildenbrand, 1er et 2e de degré Pringle, périodes d'incubation du miasme et d'intoxication de M. Roche). Lassitude spontanée, douleurs dans les lombes, changement d'humeur, tremblement des mains (Pringle), vertiges; commotion soudaine, électrique et douloureuse dans les membres, haleine fétide, sensation de constriction pénible à l'épigastre, odeur terreuse, de paille pourrie, ou de variole confluente, exhalée par les sujets affectés, alternative de chaud et de froid, faiblesse, perte d'appétit, pesanteur et douleur de tête, langue blanche, affaiblissement d'esprit, peau pâle et bleuâtre, chair de poule, angoisses, tristesse, abattement, découragement, pouls vite et faiblissant, constipation ou diarrhée. Dans le typhusirrégulier, l'intensité, la durée et le retour du frisson et de la chaleur sont variables.

IIe *période.* Inflammatoire (catarrhale inflammatoire, exanthématique, d'irritation ou d'ébullition, commencement du 3e degré de Pringle, action du miasme sur les centres nerveux et les voies digestives et réaction de M. Roche). Après le frisson survient une chaleur fébrile fatigante, pouls accéléré, plein, déprimé, abattement, stupeur, vertiges, état analogue à celui de l'ivresse, bourdonnemens d'oreille, station verticale impossible, yeux plus rouges, état catarrhal de la gorge et des fosses nasales, lenteur des réponses, de la parole, des mouvemens de la langue, sommeil inquiet et agité, douleurs dans toutes les articulations, sens émoussés, langue laissée hors de la bouche par oubli, malade en décubitus dorsal et immobile, soif, désir des boissons froides et acidules, nausées et vomissemens sans altération de la langue, déglutition pénible, douleur et tension de l'hypochondre droit, urine rare rouge et brûlante, peau halitueuse, épistaxis vers le 4ᵉ jour, exanthème dé pustules rouges avec ou sans élévation sensible, analogue au pourpre, paraissant vers les 4ᵉ, 5ᵉ, le 7ᵉ et quelquefois le 14ᵉ jour (Pringle), et qui, d'après Hildenbrand, peut manquer, rester caché ou présenter des formes variables. Dans d'autres cas, l'éruption cutanée consiste en sudamina, en de petits épanchemens ou des pétéchies non caractéristiques du typhus. Quelquefois parotides, ou tumeurs inguinales, ou gangrènes, ou charbons. Dans le typhus irrégulier, les caractères inflammatoire, bilieux ou nerveux, peuvent prédominer chacun en particulier (Hildenbrand).

3ᵉ *Période* (nerveuse ou de faiblesse, de prostration ou de délire, d'adynamie ou d'ataxie, dernière période de Pringle). Soubresauts des tendons; perte ou affaiblissement du sentiment et des sens; idée dominante et fixe; réponses rarement justes; indifférence du malade pour tout ce qui l'environne; stupeur comme dans un état d'ivresse avancée; position immobile sur le dos; rougeur de la sclérotique; quelquefois forme délirante (délire gai et bruyant) ou stupeur et coma; carphologie; perte de la mémoire à une époque variable; typhomanie ou rêves sans sommeil; narines obstruées; dents encroûtées; langue sèche; noire et racornie; déglutition plus difficile; hoquet; diarrhée fétide et cadavéreuse; météorisme; douleur abdominale à la pression due à l'inflammation des intestins (Hildenbrand); rétention d'urine; urine claire et abondante, rarement trouble et sédimenteuse; chaleur de la peau plus âcre et plus sèche, ardente et mordicante (comme l'avait remarqué Galien dans les fièvres putrides); ou bien sueur douce, générale, d'odeur fétide et insupportable; disparition de l'exanthème; persistance des pétéchies; séparation, desséchement, chute de l'épiderme; pouls variable, modérément vite, peu contractile, jamais petit ni extrêmement faible, donnant au doigt la sensation d'une agitation particulière et irrégulière, semblable au mouvement de l'eau qui bout. — Des inflammations nerveuses ou septiques des organes des trois cavités splanchniques, des anomalies de l'exanthème, des complications diverses, caractérisent, d'après Hildenbrand, le typhus irrégulier dans cette période.

4e Période (de rémission ou d'augmentation). Si la maladie marche vers une terminaison heureuse, l e délire disparaît, le malade semble sortir d'un songe ; retour à des sentimens affectueux pour les personnes environnantes, le sommeil et l'appétit reviennent ; il reste de la faiblesse d'intelligence, des bourdonnemens d'oreille ou de la surdité, faiblesse de la mémoire ; ces symptômes sont précédés de ceux de la *crise* dont nous p arleronsdans le chapitre suivant (terminaisons du typhus). — Si, au contraire, les symptômes s'aggravent et annoncent une mort prochaine, il y a aspect livide de la peau, plaies gangréneuses au sacrum et aux trochanters, tendance à la désorganisation des tissus, sueurs visqueuses et fétides, urine ammoniacale, crachats fétides et grisâtres, pouls filiforme, refroidissement progressif des membres, hoquet, incontinence d'urine, selles involontaires et cadavéreuses, marmottement entre les dents, embarras de la respiration, déglutition comme dans un tube inerte, mort.

5e *Période* (convalescence). Peau flasque et flétrie ; desséchement de l'épiderme qui tombe par écailles, chute des cheveux, renouvellement des ongles ; retour des sensations, de l'appétence, des désirs, surtout de l'appétit vénérien ; surdité ; éclat ou luisant tout particulier des yeux d'après M. Rochoux ; vue pervertie, affaiblie ou complétement perdue (il y a eu quelquefois amaurose dans l'épidémie de Toulon, en 1832). On a cité le fait d'un membre de l'Académie royale de médecine qui, atteint de typhus en 1791, ne peut découvrir l'horizon entier, qui voit seulement un cercle et ne distingue que ce qui est compris dans cette surface ; perte de la mémoire ; on a vu des malades ne pas reconnaître leurs parens ni leurs amis. La convalescence est quelquefois contrariée par des accidens, mais les rechutes arrivent plutôt dans la période de rémission (Hildenbrand).

ARTICLE. II. Exposition des symptômes du typhus dans leurs rapports avec les diverses fonctions.

§ Ier. *Symptômes fournis par les fonctions digestives.* Soif plus ou moins ardente ; désir des boissons froides et acidulées ; appétit nul ; langue d'abord blanche puis sèche, dure, racornie, couverte d'enduits que nous signalerons dans le chapitre de l'anatomie pathologique ; membrane muqueuse du pharynx rouge, engorgée ; déglutition plus difficile, se faisant quelquefois comme dans un tube inerte lorsque la maladie doit se terminer d'une manière funeste ; souvent nausées et vomissemens opiniâtres ; sentiment de constriction dans la région épigastrique ; hypochondres tendus et sensibles à la pression ; fétidité de l'haleine s'il y a tendance à une terminaison funeste ; l'abdomen se météorise ; constipation ou diarrhée au début et dans une période plus avancée, selles fétides, involontaires, cadavéreuses, jaunes, verdâtres, noirâtres, quelquefois sanguinolentes et dysentériques ; la diarrhée est quelquefois un symptôme favorable dans la période de rémission, c'est-à-dire, lorsque tous les symptômes se dissipent graduellement et s'accompagnent de quelques unes de ces évacuations qu'on a appelées *critiques*. La douleur et la tension dans la région des hypochondres dont il a été parlé plus haut, ont plus particulièrement lieu dans l'hypochondre droit. Langue tremblante, souvent oubliée hors de la bouche ; douleur abdominale à la pression due à l'inflammation (Hildenbrand) dans la troisième période ou nerveuse. Retour de l'appétit dans les périodes de rémission et de la convalescence.

§ II. *Lésions de la respiration.* Quelquefois douleur au larynx ou dans les côtés de la poitrine ; oppression ; toux fatigante ; crachats fétides et grisâtres, parfois mêlés de sang ; respiration plus élevée et plus fréquente, embarrassée ; hoquet ; gémissemens ; soupirs involontaires ; état catarrhal de la gorge et des fosses nasales. Quelquefois inflammations nerveuses ou septiques des organes de la cavité thoracique (Hildenbrand). La pleurésie et la pneumonie ont été souvent observées, comme complications, dans l'épidémie de Toulon en 1832.

§ III. *Lésions de circulation*. Pouls variable, accéléré, déprimé, plein, dans la première période ou la période inflammatoire; il est fréquent, petit, irrégulier, filiforme, dans la dernière période; on a comparé la sensation qu'il produit au toucher au mouvement de l'eau qui bout; il offre 100, 120, 130 pulsations et même plus par minute. — Quant à l'état du sang, il en sera parlé dans le chap. 4ᵉ (altérations des liquides).

§ IV. *Nutrition, calorification, sécrétions*. Frisson, tremblemens entremêlés de bouffées de chaleur, au début de la maladie; chaleur de la peau sèche, âcre et brûlante, ou douce et halitueuse à la fin; il survient quelquefois un ictère, plus tard une desquamation de l'épiderme; très-rarement gonflement inflammatoire des ganglions lymphatiques; dans certains cas, taches gangréneuses et charbons (Hildenbrand); M. Desgenettes, dans l'épidémie de Torgau, a vu survenir une fois un anthrax; hémorrhagies des membranes muqueuses et particulièrement des épistaxis; rougeur et injection des membranes muqueuses là où elles sont apparentes comme aux yeux, dans les fosses nasales et dans la bouche; odeur terreuse, de paille pourrie ou de variole confluente exhalée par les maladies, rétention d'urine ou excrétion involontaire de ce liquide et des féces; refroidissement des membres. Tendance à la désorganisation des tissus. Chute des cheveux.

§ V. *Fonctions de relation*. Céphalalgie; étonnement, stupeur ou visage qui offre l'apparence d'un état d'ivresse; suintement, bourdonnement d'oreilles; pesanteur de tête, vertiges; délire obscur et taciturne; assoupissement; indifférence, réponses lentes; quelquefois délire frénétique; sommeil inquiet, rêvasseries, malaise général, lassitude et brisement dans les membres et les lombes; alternative d'exaltation et d'affaiblissement de l'action des cinq sens; tremblement des mains; commotion soudaine et douloureuse dans les membres; soubresauts des tendons; typhomanie, carphologie; abattement, tristesse, découragement, prostration des forces, décubitus en supination, parole lente et faible; les malades ont de la peine à montrer la langue qu'ils oublient de rentrer dans la bouche, etc.

CHAPITRE III. *Marche, durée, pronostic, complications, crises et terminaisons du typhus.*

§ Ier. *Marche et durée du typhus.* Dans l'état actuel de la science, les faits manquent pour décider la question de savoir si la durée du typhus varie suivant qu'il revêt, dans la période nerveuse, la forme *adynamique*, la forme *ataxique*, ou la forme *ataxo-adynamique* en même temps.

La durée du typhus varierait, d'après Pringle, de un à deux, à trois et même à quatre septénaires.

Hildenbrand admet une durée fixe de 14 jours lorsque la maladie se termine favorablement; mais il a observé des anomalies dans les périodes de la crise, de la rémission, et dans la période nerveuse qui peut, au lieu de durer 14 jours, se prolonger jusqu'aux 17e, 21e, 28e, et même 34e jour. Le relevé de la durée des différentes périodes, admises par ce dernier auteur, donne pour maximum de durée, 50 j., et pour durée moyenne, 20 à 25 j.

Nous manquons de renseignemens positifs sur la gravité relative du pronostic du typhus dans les divers âges; il paraîtrait cependant qu'il fait plus de ravages dans l'âge moyen.

On a dit que le fer et le feu font moins de victimes que le typhus (Poissonnier-Desperrières): on sait que l'épidémie décrite par cet auteur fit périr en cinq mois 10,000 personnes dans les hôpitaux de Brest; que Desgenettes a vu périr à Torgau, après la déplorable retraite de Moscou, 13,448 individus sur une population de 25,000 âmes, depuis le 20 octobre 1813 jusqu'aux derniers jours de janvier 1814. Disons toutefois que le pronostic

du typhus n'est plus aussi grave, absolument parlant, aujourd'hui
que l'hygiène a jeté tant de lumières sur les moyens propres à
prévenir sinon sa transmission, du moins son développement primitif. Quelquefois tous les symptômes du typhus sont très-
légers (Hildenbrand).

Des faits nombreux et bien observés seraient nécessaires pour savoir si la gravité du pronostic varie suivant les sexes et les différentes formes symptomatiques de la période nerveuse : tout ce qu'on
sait, c'est que le sexe masculin et un délire continuel et violent ont
été placés par Hildenbrand au nombre des signes défavorables.

Le typhus offre plus de gravité dans la période *nerveuse* que
dans toutes les autres.

Le typhus serait plus grave dans les pays et les temps chauds :
l'humidité prolongée ajoute aux symptômes du typhus quelques
uns des phénomènes de la peste (Desgenettes).

Signes favorables d'après Hildenbrand : vomissement spontané
au début, épistaxis vers le 5e ou le 7e jour, péripneumonie faible,
diarrhée spontanée et légère vers le début, surdité à la fin et non
dès le commencement, soif modérée et supportable, langue humide de sèche qu'elle était.

Signes fâcheux suivant le même auteur : décomposition des
traits de la face au début, délire continuel et violent, apparition
précoce de pétéchies, parotide double, cécité, hoquet, paralysie
de la langue, mussitation continuelle, inflammation abdominale,
inefficacité des vésicatoires, tristesse, nostalgie chez des sujets à
tempérament nerveux, sexe masculin.

Signes défavorables d'après Pringle : soubresaut des tendons,
yeux enflammés et égarés, parole brève, voix altérée, faiblesse
incessante du pouls, froid des extrémités, tremblement de la langue, efforts pour sortir du lit, selles ichoreuses et cadavéreuses,
parotides dès le début.

§ III. *Complications du typhus.* Le typhus peut se compliquer avec les maladies suivantes : encéphalite ; péritonite ; flux

de ventre ; dysenterie ; éruption d'aphthes dans l'intérieur de la bouche (Rouppe); symptômes cérébraux ; surdité ; putridité (Charbons) ; d'après Hildenbrand dans la période nerveuse : vers (Strongles), accidens nerveux (trismus, hydrophobie, catalepsie observée par M. Gasc sur un jeune homme); pleurésie et pneumonie qui ont été souvent constatées dans la dernière épidémie de Toulon en 1832; entérite ; parotide; diarrhée; hoquet; plaies et gangrènes; hémorrhagies; météorisme ; rétention d'urine ; apoplexie, etc.

§ IV. *Crises et terminaisons du typhus*. A. La guérison n'est pas toujours franche; elle peut être retardée par quelqu'une des complications mentionnées, il n'y a qu'un instant, telles que les eschares; c'est alors qu'on observe les accidens dont nous avons parlé à l'occasion de la convalescence (chap. 2, symptômes), c'est-à-dire la surdité prolongée; l'affaiblissement, la perversion, quelquefois même la perte complète de la vue ainsi que cela a été constaté dans l'épidémie de 1832 à Toulon, la perte de la mémoire, etc. Cette terminaison favorable est précédée ou accompagnée de phénomènes remarquables regardés comme *critiques* par les auteurs et dont l'apparition signale la période dite de la *crise* par Hildenbrand, savoir : une diaphorèse d'une odeur particulière (Hildenbrand), humidité au nez ou épistaxis, diurèse, urine trouble, colorée, avec dépôt, blanchâtre ou nuage muqueux, diarrhée copieuse, parotides qui ont été signalées comme crise favorable dans l'épidémie de Toulon en 1832.

B. La mort qui peut survenir dans des circonstances et pour des causes variables : 1° promptement et primitivement dans la période d'intoxication, sous l'influence du miasme producteur sur le système nerveux et le sang ; 2° d'après Hildenbrand par faiblesse par suite d'hémorrhagies, de diète ou de jeûne prolongé, de fièvre hectique ou d'épuisement de la force vitale, de malignité inflammatoire et gangréneuse des intestins , d'apoplexie humorale ou d'apoplexie nerveuse.

3° Par d'autres maladies : métastases internes, affection locale ou suppuration interne des viscères des trois cavités splanchniques, métastases externes, affections cutanées, abcès, gangrènes locales extérieures, eschares et ulcérations, gangrène sèche aux pieds ou aux mains. D'après M. Horn, professeur de clinique à l'hôpital de la Charité de Berlin, la mort survient par paralysie ou bien par apoplexie.

Chapitre IV. *Anatomie pathologique du typhus.*

Pour le typhus, comme dans les fièvres typhoïdes, nous étudierons les altérations des organes et celles des liquides; mais, dès en commençant, nous nous trouvons dans le cas de faire remarquer que, dans l'état actuel de la science, des recherches nouvelles et plus complètes sont nécessaires, bien que quelques occasions récentes aient mis à même plusieurs observateurs de faire un assez grand nombre d'ouvertures de cadavres.

SECTION Iʳᵉ. *Altérations des organes dans le typhus.*

ARTICLE Iᵉʳ. Lésions du canal intestinal.

On a dit avoir constaté l'injection, le boursoufflement et l'inflammation de la muqueuse intestinale, la suppuration ou la gangrène des intestins dans la fièvre pestilentielle observée à Rochefort en 1694 (Chirac), la couleur grise des viscères abdominaux (Rouppe), des taches et le sphacèle des intestins (Poissonnier-Desperrières), la mortification des intestins (Pringle).

Des gaz dans la cavité abdominale, l'inflammation, la gangrène et la putridité des intestins, sont, d'après Hildenbrand, des phénomènes communs lorsque la mort a été occasionée par la faiblesse.

M. Larrey, dans l'épidémie qui eut lieu de 1812 à 1813, après la retraite de Moscou, a trouvé les intestins rétrécis, ce qui semble devoir être attribué à la famine qui régnait alors.

Dans un cas observé en 1814, à Paris, Pinel dit qu'on trouva une forte affection des membranes muqueuses intestinales.

D'après M. Horn, les viscères abdominaux seraient plus flasques et plus mous que chez des sujets morts de fièvre nerveuse compliquée de fièvre putride.

Dans le typhus exanthématique qui a régné en 1829 et 1830 dans le duché de Posen, le docteur Herzog dit avoir constaté (1) des traces d'inflammation dans les trois cavités splanchniques lorsqu'il y avait eu des complications, des plaques livides avec arborisations foncées dans le canal intestinal dans les cas de complications putrides.

§ 1er. *Lèvres, dents, langue, bouche.* La langue est d'abord blanche, puis sèche, dure et racornie, brunâtre, rôtie ou brûlée; les dents sont encroûtées de matières noirâtres, ainsi que cela a surtout été remarqué par Pringle.

Je ne trouve rien de particulier à dire sur l'état des lèvres et de la bouche.

§ II. *Pharynx, œsophage, estomac, duodénum.* Pinel dit avoir observé dans un seul cas, en 1814, un état de congestion dans les membranes muqueuses de l'arrière-bouche. M. Fleury, dans l'histoire médicale de la maladie qui a régné parmi les condamnés du bagne de Toulon en 1829 et 1830 (1), rapporte de même qu'il a trouvé l'arrière-bouche rouge et couverte d'un enduit épais et gluant.

Ce dernier observateur a encore trouvé la muqueuse de l'estomac le plus ordinairement blanche, saine, ridée; le ventricule resserré sur lui-même de façon à présenter le volume d'un intestin; sa muqueuse rosée et recouverte d'un enduit grisâtre qu'on

(1) *Gazette médicale de Paris*, n° 42, p. 239, année 1833.
(2) *Mém. de l'Acad. roy. de méd.* Paris, 1833, tom. III, p. 504 et suiv.

en détachait facilement, lorsque ce viscère avait été affecté sympathiquement.

Je ne trouve rien de particulier à noter pour l'œsophage et le duodénum.

§ III. *Intestin grêle*. Pringle dit avoir vu dans un cas les intestins grêles fort enflammés (1). Le gonflement des plaques de Peyer aurait été observé dans le typhus par M. Réveillé-Parisse (2). D'après ce que rapporte le docteur Forget (3), M. Cruveilhier aurait de même constaté l'altération des glandes ou follicules de Peyer dans le typhus de 1814. Il paraît, au contraire, que, dans la dernière épidémie de typhus à Toulon, les lésions intestinales étaient légères et variables (Keraudren); on a très-rarement trouvé à la fin de l'iléon des ulcérations de peu d'étendue et disséminées, mais jamais l'exanthême de la dothinentérie, ou, en d'autres termes, la lésion des plaques de Peyer ou de Brunner (Fleury et Pellicot médecins de la marine à Toulon). Les taches, le sphacèle, la mortification, l'inflammation gangréneuse et la putridité des intestins, dont parlent Poissonnier-Desperrières, Pringle et Hildenbrand, la couleur grise des viscères abdominaux (Rouppe), la suppuration et la gangrène des intestins observés à Rochefort en 1694 par Chirac, l'affection forte des membranes muqueuses intestinales observée une fois en 1814 (Pinel), les plaques livides avec arborisations foncées du canal intestinal et observées dans le typhus qui a régné en 1829 et 1830 dans le duché de Posen (4), telles sont des altérations que nous mentionnons encore, moins parce qu'elles constituent à nos yeux des recherches exactes et satisfaisantes que parce qu'elles prouvent tout ce qu'il reste à faire pour cette partie importante de l'anatomie pathologique du typhus.

(1) *Loc. cit.*, tom. II, p. 107.
(2) *Bull. de thérap.*, tom. VI, 2e livr.
(3) *Médecine navale*. Paris, 1832, t. II, p. 168 et suiv.
(4) *Gazette médicale de Paris*, 1833, n. 42, p. 289.

§ 4. *Gros intestin*. La corruption des gros intestins observée par Pringle dans un cas, leur distension par des gaz (Fleury) : à cela se réduisent les altérations notées par les auteurs pour cette dernière portion du conduit digestif.

Article II. Lésions des organes de la respiration.

Poissonnier-Desperrières a constaté diverses altérations et, dan[s] quelques cas, l'engorgement et la suppuration gangréneuse des poumons. Hildenbrand parle aussi de la suppuration du poumon. M. Fleury a quelquefois rencontré une congestion sanguine séreuse, qui pouvait, dit-il, être regardée comme un commencement d'hépatisation grise. Quelquefois, enfin, suivant d'autres auteurs, il existait une pneumonie bien caractérisée.

M. Larrey, dans l'épidémie de 1812 à 1813 a trouvé la muqueuse du larynx et des bronches d'un brun noirâtre dans quelques points. Dans les cas où il y avait complication de bronchite, observés à Toulon par M. Fleury, la muqueuse bronchique était rouge et couverte d'un enduit épais et gluant.

Au dire des auteurs, on aurait quelquefois constaté des taches rouges ou livides sur les plèvres.

Article III. Lésions des organes de la circulation.

Nous n'avons que des connaissances imparfaites sur cette partie importante de l'anatomie pathologique du typhus. On a constaté dans le cœur une couleur rouge (Rouppe), une flaccidité remarquable, la distension de ses cavités droites par du sang noir en partie coagulé (Fleury).

Les auteurs ne nous ont rien laissé sur l'état des artères et des veines.

ARTICLE IV. Lésions des organes d'innervation.

Poissonnier-Desperrières dit avoir vu 2 fois sur 20 cas les vaisseaux du cerveau engorgés. Chirac, dans la fièvre épidémique observée à Rochefort en 1694, annonce avoir trouvé le cerveau enflammé. Pringle mentionne, dans quelques cas seulement (1), tantôt l'inflammation de la substance du cerveau sans pus, tantôt la présence de pus, soit dans les ventricules et à la surface du cervelet, soit dans le cerveau ou dans le cervelet.

Voici, d'après Hildenbrand, en quoi les altérations du système nerveux ont consisté : quelquefois rien, ou mollesse du cerveau assez difficile à bien déterminer lorsque la mort avait eu lieu par apoplexie nerveuse ou avait été précédée d'un état nerveux d'éréthisme ou d'affaissement ; engorgement des vaisseaux du cerveau et de ses enveloppes, si la mort avait été prompte et précédée d'abolition des facultés musculaires et intellectuelles ; véritable inflammation du cerveau ou des membranes, ou bien simple congestion, non inflammatoire, active ou passive ; engorgement peu considérable du cerveau sans épanchement dans le cas de métastases sur le cerveau ; quelquefois des abcès dans le cerveau et sur les méninges lorsque la maladie avait été longue et dans le cas de passage des inflammations locales à des suppurations internes ; otorrhée dans quelques cas.

M. Larrey, dans l'épidémie de 1812 à 1813, a trouvé une couche blanchâtre albumineuse sur la surface du cerveau, sans qu'il y eût un seul point de suppuration de la substance cérébrale, qui était, au contraire, plus dense que dans l'état ordinaire, affaissée, et dont les vaisseaux étaient remplis d'un sang noirâtre ; du sang coagulé remplissait également les sinus de la dure-mère. M. Breschet a de même constaté des traces évidentes d'inflammation dans les veines encéphaliques et dans les sinus veineux du crâne.

____

(1) Ouvr. cité, tom. II, p. 107.

D'après M. Horn, il y aurait inflammation, épanchement et suppuration dans le cerveau, dans les cas où la mort a lieu par apoplexie. M. Fleury a trouvé les enveloppes du cerveau injectées et le plus souvent en même temps une infiltration séreuse sous-arachnoïdienne, les plexus choroïdes rouges et injectés, la substance cérébrale pointillée de rouge dans sa substance médullaire, le système veineux de l'encéphale plein d'un sang noir et non coagulé (1).

Les auteurs ne disent rien de l'état de la moelle et des nerfs. Reil a trouvé, chez un sujet qui avait éprouvé de vives douleurs le long du trajet des nerfs à la suite du typhus, ceux-ci très-colorés par le sang jusque dans leur substance médullaire.

ARTICLE V. Lésions des organes de la locomotion.

M. Fleury, dans les ouvertures qu'il a faites à Toulon, a toujours trouvé le tissu musculaire dense et rouge ou d'un brun foncé, ce qui ne semble pas s'écarter sensiblement de l'état normal.

ARTICLE VI. Lésions des organes d'absorption et de sécrétion.

§ I. *Ganglions mésentériques*. Ils ont été trouvés quelquefois engorgés par M. Fleury; mais on ignore le rapport entre cet engorgement et les diverses périodes de la maladie.

§ II. *Rate*. Elle a présenté, à M. Fleury, les mêmes altérations que le foie, c'est-à-dire qu'il l'a trouvée volumineuse, contenant beaucoup de sang noir à peine coagulé et peut-être moins consistante que dans l'état normal.

§ III. *Foie*. On y a constaté de l'inflammation et de l'engorgement sanguin (Chirac), des altérations diverses (Poissonnier-Desperrières), de la suppuration (Hildenbrand). M. Fleury

____

(1) *Mém. de l'Acad. roy. de méd.*, tom. III.

20

l'a trouvé volumineux, peut-être moins consistant que dans l'état normal et contenant beaucoup de sang noir à peine coagulé.

§ IV. *Organes génitaux et urinaires.* Nous n'avons aucune donnée sur l'état des voies urinaires et des organes de la génération.

ARTICLE VII. Lésions offertes par la peau et l'état extérieur du corps.

Les abcès cutanés sont rangés par Hildenbrand au nombre des affections locales par lesquelles le typhus peut se terminer. On observe aussi souvent des parotides, soit au début où elles sont graves, soit à la fin comme crise.

Des différentes éruptions qu'on observe à la peau, les unes sont communes au typhus et à d'autres maladies, par exemple, les ecchymoses et les pétéchies (Pringle, Hildenbrand), les sudamina. L'éruption propre au typhus, qu'on a appelée aussi exanthème morbilliforme (Drogart, Biett, Rochoux), paraissant le 4e, le 5e, le 7e jour et quelquefois le 14e jour d'après Pringle, qui la regarde comme constante, consiste en de petites taches rouges, avec ou sans élévation sensible au dessus du niveau de la peau, et peut, d'après Hildenbrand, manquer, rester inaperçue, ou présenter des formes variables.

D'après Hildenbrand, il y a quelquefois gangrène sèche aux pieds ou aux mains; on observe des taches gangréneuses ou de véritables gangrènes locales à la place des vésicatoires, par suite du décubitus prolongé et surtout dans les parties qui ont été comprimées pendant long-temps avant la mort : aussi y a-t-il fréquemment plaies gangréneuses au sacrum. Quelquefois la gangrène partielle a lieu au nez (Callisen, Storck, Hildenbrand), de véritables charbons existent à la peau (Hildenbrand); M. Desgenettes a observé dans un cas un véritable anthrax.

Il y a ramollissement des parties molles, tendance à la désorganisation des tissus, relâchement général de toutes les fibres animales (Hildenbrand). Les vergetures, les taches rouges ou brunâtres de la peau, ont été moins fréquemment observées à Toulon en 1832 que dans l'épidémie de 1829.

SECTION II. *Altérations des liquides dans le typhus.*

ARTICLE Ier. Altérations du sang dans le typhus.

Chirac, dans l'épidémie de Rochefort observée en 1694, a trouvé le sang altéré et plus ou moins caillé, en grumeaux, dans les ventricules du cœur, la veine-cave, la veine-porte, ainsi que dans ses divisions.

Pringle a vu le coagulum dissous dans un état avancé de la maladie : quelques auteurs ont cependant trouvé le sang *couenneux* dans la période inflammatoire (Lind, Milman).

Rouppe (de morbis in portubus) s'étend longuement sur les altérations du sang ; mais ce qu'il en dit est plutôt basé sur l'induction et le raisonnement que sur l'inspection cadavérique : il a trouvé le sang noir et dissous dans les ventricules du cœur.

Poissonnier-Desperrières relate exactement le même état du sang que Rouppe.

Dans le typhus de Brest en 1757, le sang a été trouvé grumelé, noir, dissous et dénaturé dans le foie.

Dans le typhus avec inflammation on a vu le caillot diffluent, le sérum trouble, vert ou jaune, semblable à de la sanie (Stoker).

On a dit encore que ce sang avait une odeur mauvaise, était sanieux et pouvait laisser déposer une poudre noire comme de la suie.

Hildenbrand rapporte que le sang veineux était plus fluide ou plus aqueux, sans consistance et comme décomposé, surtout dans les intestins.

M. Horn dit aussi avoir trouvé le sang *comme dissous*.

Enfin, M. Fleury a rencontré ce qu'avaient observé la plupart des auteurs déjà cités et en particulier Rouppe et Poissonnier-Desperrières, le sang noir et en partie coagulé dans les cavités droites du cœur.

On ne trouve dans les auteurs absolument rien sur les altérations des principes immédiats ou constituans du sang dans le typhus.

Article II. Altérations de la bile.

Les auteurs ne nous ont rien laissé sur ce point de l'anatomie pathologique du typhus, bien que quelques auteurs anciens aient fait jouer un rôle important aux altérations de quantité de ce liquide dans la production des symptômes du typhus.

Article III. Altérations de l'urine.

Elle a été trouvée claire et abondante, rarement troublée et sédimenteuse, dans la période *nerveuse*; abondante, trouble, colorée, avec dépôt blanchâtre ou nuage muqueux, dans la période de la *crise*; fétide et ammoniacale dans le cas de terminaison funeste.

Article IV. Altérations des matières intestinales.

Diarrhée abondante dans la période de la crise; selles fétides, cadavéreuses et involontaires dans les cas où la mort est imminente. Poissonnier-Desperrières a trouvé, dans le canal intestinal, tantôt des vers, tantôt des excrémens délayés d'une puanteur insupportable.

Article V. Altérations du mucus.

Les crachats sont fétides et grisâtres dans le cas de terminaison funeste.

Article VI. Altérations de la transpiration cutanée.

Diaphorèse d'une odeur particulière dans la période de la crise (Hildenbrand). Sueur d'odeur fétide et insupportable dans la dernière période (Pringle). Sueur visqueuse, collante et froide lorsque la mort est imminente.

ARTICLE VII. Altérations de la sérosité céphalo-spinale.

Chirac, dans l'épidémie de Rochefort, en 1694, a trouvé la
sérosité *sanieuse* entre les membranes du cerveau. Pringle a
constaté, dans un cas, l'existence d'une matière *purulente* dans
les ventricules du cerveau et à la surface du cervelet. M. Horn a
vu un épanchement séreux (hydrocéphale) dans les cas où la mort
avait été causée par *apoplexie*. M. Fleury a rencontré fréquemment de la sérosité dans les ventricules du cerveau, dans les fosses occipitales et dans le canal rachidien.

RÉSUMÉ.

Tous les organes solides, tous les liquides ont également subi
des altérations. Dans l'état actuel de la science, et jusqu'à ce que
de nouvelles recherches viennent confirmer ou infirmer l'analogie qui semble exister entre la lésion des follicules intestinaux dans
le typhus et dans la fièvre typhoïde, on peut admettre que, dans
le typhus, ces altérations portent plus particulièremen sur le *sang*
et l'*encéphale*.

CHAPITRE V. *Nature du typhus.*

SECTION Iʳᵉ. *Opinions des auteurs sur la nature du typhus.*

Quelques auteurs anciens appelaient *typhus* toute maladie
aiguë avec stupeur (τύφος), et accompagnée de quelque danger.
 Suivant d'autres, tels que Galien, les médecins arabes, Aétius, P. Forestus, le typhus était une fièvre *bilieuse* avec *érysi-*
pèle du *foie*, ou bien une fièvre *bilioso-muqueuse* grave, causée
par la surabondance de la bile renfermée dans la vésicule ou répandue en quantité variable dans le canal intestinal, d'où elle
passe en partie dans le système circulatoire, et cause ainsi les accidens typhoïdes; sur cette théorie était basée la méthode de traitement par les *évacuans.*

Chirac attribue la maladie de Rochefort à la présence d'un sang épais, caillé ou grumelé dans les réseaux artériels dont, suivant lui, l'obstruction produisait les engorgemens et la gangrène des viscères.

Pringle faisait consister la maladie dans la *putréfaction* du sang, due à un *ferment putride* composé des émanations des substances putrides, d'où résultait l'inflammation du cerveau, qui entretient la fièvre; tout en donnant cette opinion comme une simple conjecture, Pringle cherche cependant à lui donner quelque valeur en faisant remarquer que les *sudorifiques* conviennent au début, et les *cordiaux* à la fin.

Poissonnier-Desperrières rapporte le typhus des marins français à la diminution ou à la suppression de l'insensible transpiration et à la dépravation de l'humeur dont la sortie avait été empêchée.

On a encore fait consister le typhus dans un défaut *d'excitation* (Brown), dans une diminution des *forces vitales* (W. Hufeland), dans une désoxydation de la peau (P.-J. Hartmann.)

Hildenbrand regarde le typhus comme une fièvre essentielle, contagieuse, exanthématique, tantôt inflammatoire, tantôt nerveuse ou putride, pouvant prendre à la fois tous ces caractères, accompagnée d'un symptôme constant (la stupeur), de délire ou de typhomanie, avec altération remarquable du foie; ailleurs, Hildenbrand attribue la maladie à la *débilité* du système animal avec diminution de la force musculaire et de la faculté de sentir.

Pinel attribue le typhus qui a régné en 1814, à Paris, à l'adynamie; aussi le range-t-il entre les fièvres *adynamiques* et *ataxiques*.

Suivant M. Broussais, on peut considérer le typhus miasmatique comme une *paralysie*, une *sydération* du système nerveux, en un mot, comme un empoisonnement gazeux.

D'après Boisseau (1), le typhus est tantôt une gastro-céphalite

(1) *Pyréthologie physiologique.* Paris, 1831, in-8.

ou pneumo-céphalite, avec ou sans hépatite ; tantôt une encéphalite primitive avec ou sans réaction inflammatoire de l'estomac,
du poumon ou du foie.

M. Bouillaud admet que, dans le typhus, il y a autre chose
que la gastro-entérite, puisqu'il est beaucoup plus grave que la
fièvre adynamique dans laquelle cependant les altérations intestinales sont plus prononcées.

Pour M. Roche (1), le typhus consiste dans l'infection du sang par
un miasme qui a de l'analogie avec les *poisons narcotico-âcres :*
ce serait donc un empoisonnement par l'absorption de miasmes
provenant de matières animales en putréfaction, de corps sains
ou malades mais entassés dans un petit espace ; nous disons que
ces miasmes proviennent de matières animales ; car on sait que les
émanations végétales donnent plutôt lieu aux fièvres intermittentes (M. Brachet, de Lyon), et qu'il existe un rapport constant
entre la nature des foyers miasmatiques et les formes symptomatiques des affections qui leur doivent leur origine, ainsi que l'ont
prouvé depuis long-temps MM. Audouard, Pariset et autres.

Mais dans quelles conditions se produisent ces miasmes? quelle
est leur nature? comment se transmettent-ils? en quoi consiste
leur première impression sur l'économie animale? par quel moyen
le typhus, une fois développé, peut-il être transmis d'un individu
malade à un sujet sain?

D'après Hildenbrand, le typhus primitif dépend des changemens survenus dans la composition de l'atmosphère; la matière
contagieuse primitive s'attache à l'air qui environne les malades
et aux corps qui en sont les meilleurs conducteurs. Le même auteur admet que le typhus communiqué est dû à un virus contagieux, siégeant particulièrement dans le pus, la pituite, la lym-
phe, qui paraît avoir un mode d'action analogue à celui des
poisons narcotiques, et dont la propriété contagieuse se développe
vraisemblablement au moment de l'apparition de l'exanthème.

(1) *Nouveaum élémens de pathologie médicale,* 3e édit. Paris, 1833, t. V, p. 722 et
suiv.

L'altération de l'atmosphère qui constitue le miasme peut provenir des émanations d'individus sains et entassés, des émanations de corps morts et en putréfaction, des émanations de produits animaux en putréfaction, et c'est alors que l'on a constaté une matière odorante due à une matière animale entraînée par la vapeur d'eau ou des gaz humides (Guntz).

Quant à la nature même du miasme qu'on a voulu rapporter à une *fermentation septique*, on sait que la chimie et Volta lui-même n'ont rien découvert de remarquable : disons cependant que Guyton-Morveau a pu recueillir un peu d'acide carbonique dans les vases où il avait fait putréfier de la viande crue; que dans une foule de foyers miasmatiques on a constaté la présence de l'acide hydro-sulfurique à cause de son odeur particulière; que l'on a reconnu par l'affaiblissement des lumières l'acide carbonique dans la cale et le faux-pont des navires.

Le miasme producteur du typhus est donc ou un gaz, ou une vapeur, provenant des émanations d'hommes sains ou malades entassés, ou de matières animales en putréfaction : or si l'on se rappelle les expériences de M. Magendie sur l'*imbibition* et la *perméabilité* aux gaz et aux vapeurs de toute membrane vivante (1), ne sera-t-on pas porté à faire consister le typhus dans un empoisonnement par un miasme qui a de l'analogie avec les poisons narcotico-âcres(Hildenbrand et M. Roche), et qui, en agissant surtout sur la muqueuse respiratoire, produit dans le sang et le centre nerveux des altérations dont nous chercherons bientôt à déterminer la valeur ?

SECTION II. *De la valeur des altérations dans le typhus.*

ARTICLE Ier. Valeur des altérations du conduit digestif (parties contenantes et parties contenues).

§ Ier. *Langue , bouche.* Les altérations et les enduits divers

____

(1) *Leçons sur les phénomènes physiques de la vie.* Paris, 1836.

de la langue, des lèvres et des dents, n'apparaissant, dans le typhus, qu'a une période avancée (dans la période nerveuse), ces
altérations nous semblent devoir être considérées comme *secon-*
daires, c'est-à-dire liées à la lésion du sang ou des centres nerveux.

§ II. *Pharynx, œsophage, estomac, duodénum.* Ces altérations ne sont ni constantes ni caractéristiques : elle nous
semblent donc *secondaires*, ou *concomitantes*, ou *accidentelles*,
et attestent l'impression profonde imprimée à tous les tissus organiques, et surtout membraneux, par la lésion du sang.

§ III. *Intestin grêle.* Cette partie du canal intestinal est-elle
constamment affectée? ses altérations portent-elles sur la *mu-*
queuse ou sur ses *follicules* isolément, ou bien sur les deux à la
fois? constituent-elles une lésion *spéciale*, anatomique et *carac-*
téristique? existent-elles dès le début de la maladie? subissent-
elles des transformations en rapport avec ses diverses phases ?
telles sont plusieurs questions importantes à l'égard desquelles
l'insuffisance des recherches d'anatomie pathologique commande
le doute : rappelons toutefois qu'il est aujourd'hui vraisemblable
que l'altération des plaques de Peyer manque dans le typhus
(Fleury, Pellicot, Kéraudren, Gasc, Rochoux). Aussi n'hésitons-
nous pas à regarder les lésions de l'intestin grêle comme *secondai-*
res et le trouble primitif du tube digestif comme *sympathique*
de l'action du miasme sur les centres nerveux.

§ IV. *Gros intestin.* Bien que Pringle signale la *corruption*
des gros intestins dans un cas, nous avouerons que leurs altérations ne nous sont pas assez exactement connues pour que nous
puissions déterminer leur valeur : il nous semble toutefois que,
comme celles du grêle intestin, elles ne sont peut-être que *secon-*
daires.

§ V. *Matières contenues dans le tube digestif.* Les matières noirâtres, fétides, cadavéreuses, observées dans les dernières périodes du typhus et surtout lorsque la terminaison doit être funeste, nous semblent des altérations *secondaires* et liées à la lésion du sang et des autres liquides : mais cette diarrhée nous paraît véritablement devoir être regardée comme *critique* lorsqu'elle coïncide avec une terminaison heureuse, de même que cela a été observé sur les animaux dans les veines desquels des liquides *sanieux* avaient été injectés.

ARTICLE II. Valeur des altérations des organes de la respiration.

La rougeur des bronches, l'engorgement de la partie postérieure des poumons, l'inflammation et, dans quelques cas, la suppuration de ces organes, sont des altérations qui ne paraissent ni *constantes* ni *caractéristiques* ; nous les regardons en conséquence comme *secondaires* ou *concomitantes*.

ARTICLE III. Valeur des altérations des organes de la circulation et du sang.

Rappelons ici que le typhus a été attribué à un sang épais, grumelé et caillé, dont la présence dans les réseaux artériels produirait l'engorgement et la gangrène des viscères (Chirac), à la surabondance de la bile, à la putréfaction du sang (Pringle), à la dépravation de la transpiration insensible retenue (Poissonnier-Desperrières), à un empoisonnement gazeux (Broussais), à l'empoisonnement et l'infection du sang par un miasme analogue dans son action aux poisons narcotico-âcres (Hildenbrand, Roche); d'un autre côté, n'oublions pas que des symptômes typhiques ont été observés sur les animaux dans les veines desquels on a injecté des substances putrides (Baglivi, Fourcroy, Gaspard, Leuret et Hamont, Magendie, Gendrin, Bouillaud, Cruveilhier), que l'on a exposés dans des lieux sombres et humides aux miasmes de leurs alimens pourris et de leurs propres excrétions (Scoutetten), ou bien en les soumettant dans un grillage aux émanations de matières en putréfaction contenues dans un tonneau (Magendie); ne

semble-t-il pas résulter de là que l'altération du sang dans le typhus doit être considérée comme *primitive ?* ne voit-on pas dans
le typhus, comme dans les empoisonnemens des animaux par injection putride, les symptômes marquer plusieurs phases dans
l'action du miasme ou du poison, et caractériser les périodes dites d'*intoxication,* de *réaction,* d'*inflammations secondaires*
et d'*élimination.*

On pourrait peut-être penser que l'action du miasme, dans le
typhus, porte d'abord sur le système nerveux, en sorte que l'altération de ce système précéderait celle du sang qui ne serait alors
que *secondaire* : on pourrait même s'appuyer au besoin, pour
donner plus de poids à cette proposition, de l'expérience pratiquée à Alfort par M. Dupuy qui produisit une *affection gangréneuse* sur un cheval auparavant sain et dans la veine jugulaire duquel il avait injecté du sang dissous provenant d'un autre
cheval dont les deux nerfs pneumo-gastriques avaient été liés.
Mais j'avoue que, dans l'infection miasmatique du typhus, il est
difficile de distinguer l'action du miasme en tant qu'elle aurait
lieu sur les *centres nerveux* et le *sang* séparément : aussi regar-
dons-nous, dans cette maladie, la lésion du système nerveux et
du sang comme également *primitives.*

Quant à l'altération du cœur lui-même, elle est intimement
liée à celle du sang et nous semble en conséquence avoir la même
valeur.

Article IV. Valeur des altérations des organes de l'innervation et du liquide
céphalo-spinal.

On ne peut certes qu'accorder une valeur fort importante aux
altérations du système nerveux dans le typhus en se rappelant les
opinions des auteurs qui l'ont attribué au défaut d'excitation
(Brown), à la diminution des forces vitales (W. Hufeland), à la
débilité du système animal avec diminution de la force musculaire et de la faculté de sentir (Hildenbrand), à la sidération du
système nerveux (Broussais).

Pringle, il est vrai, faisait résulter l'inflammation du cerveau *qui entretient la fièvre de la putréfaction du sang :* ce qui tendrait à faire regarder l'altération du système nerveux comme *secondaire ;* mais si l'on remarque que les premiers phénomènes qui s'observent dans le typhus annoncent que le système nerveux est affecté (intoxication) ; si l'on prend en outre en considération la constance et la gravité des altérations des centres nerveux dans le typhus, on sera amené à conclure que ces altérations sont *primitives* comme celles du sang, le sang et le système nerveux recevant simultanément et des premiers l'action du miasme producteur de la maladie.

Nous accordons la même valeur aux altérations du liquide céphalo-spinal qui sont intimement liées à celles de l'encéphale.

ARTICLE V. Valeur des altérations des organes de locomotion, d'absorption, de sécrétion et d'excrétion, de la bile, de l'urine et de la sueur.

§ Ier. *Muscles.* Ces organes n'ayant offert que dans quelques cas seulement des traces d'altérations et encore fort incertaines (M. Fleury à Toulon), ces altérations nous semblent tout-à-fait *secondaires* ou *accidentelles.*

§ II. *Ganglions mésentériques.* On n'a pas constamment trouvé leur engorgement. Les faits, d'un autre côté, manquent pour pouvoir établir les véritables rapports qui peuvent exister entre cet engorgement et l'état correspondant des intestins.

§ III. *Rate.* L'augmentation de volume et le ramollissement de la rate constituent une altération de nutrition liée à celle du sang et *secondaire.*

§ IV. *Foie et bile.* On sait que, suivant quelques auteurs anciens (Galien, Aétius, P. Forestus), toute affection dans laquelle il existait un *érysipèle du foie,* représentait le typhus ou la fièvre typhode. Hildenbrandplace de même l'*altération remarquable du foie* au nombre des caractères de la maladie. On a également fait jouer un grand rôle à la surabondance de la bile ; aussi, tout en les regardant comme *secondaires,* accordons-nous une certaine valeur aux altérations du foie et de la bile, et cela à cause de l'action première du miasme sur les voies digestives.

§ V. *Reins et urine.* On manque de faits qui constatent la nature et la valeur des altérations des reins. Les altérations représentées par l'urine sont *secondaires* et souvent *critiques* lorsqu'elles coïncident avec la guérison.

§ VI. *Peau et sueur.* Les abcès cutanés, les parotides, les gangrènes locales, la couleur livide et le ramollissement de la peau, sont des altérations liées à celle du sang et par conséquent *secondaires ;* nous en dirons autant des diverses éruptions cutanées dont les unes sont accidentelles et n'appartiennent point en propre au typhus (pétéchies, ecchymoses, sudamina), tandis qu'une autre est constante, constitue l'un des caractères fondamentaux du typhus et a été appelée à cause de cela *éruption typhoïde.* Nous regardons également comme *secondaire* l'altération de la sueur, qui nous offre quelquefois un phénomène vraiment *critique* à l'état de *diaphorèse.*

RÉSUMÉ.

1° Tous les organes et tous les fluides sont altérés, le sang et le système nerveux particulièrement.

2° Les altérations des organes de l'innervation et du liquide céphalo-spinal, du sang et du cœur, sont *primitives.*

3° Nous regardons comme *secondaires, concomitantes* ou *accidentelles* les altérations de la langue, de la bouche, du pharynx, de l'œsophage, de l'estomac et du duodénum, des matières intestinales, de la rate, du foie et de la bile, des muscles, de l'urine, de la peau et de la sueur, et des organes de la respiration.

4° Au nombre des altérations de valeur *indéterminée* nous rangeons, vu l'insuffisance actuelle de l'anatomie pathologique du typhus, celles des ganglions mésentériques, des intestins grêles et gros, des reins;

5° Le typhus européen nous semble consister essentiellement en une lésion *primitive* des centres nerveux et du sang, sous l'influence d'un miasme analogue dans son action aux poisons *narcotico-âcres;* c'est donc un *empoisonnement miasmatique.*

6° L'altération prédominante du sang semble produire les symptômes adynamiques ou de prostration du typhus.

7° Les symtômes *ataxiques* ou d'excitation du typhus nous paraissent dépendre de la lésion prédominante du système nerveux.

8° Les symptômes *ataxiques* et *adynamiques* du typhus qui sont le plus souvent réunis, et qui alternent quelquefois, dépendent en même temps de l'altération du sang et des centres nerveux.

CHAPITRE VI. *Traitement du typhus.*

Les moyens de traitement du typhus ont varié avec les opinions prédominantes sur la cause prochaine ou la nature de la maladie; mais ils sont pour la plupart le résultat de l'empirisme : et si l'on a prodigué les évacuans, les toniques, les irritans, les antiseptiques (anciens humoristes), les alexipharmaques contre lesquels s'est tant élevé Sydenham et que l'on administrait autrefois dans le but de *chasser* ou de *détruire la matière de la maladie*, si l'on a vanté comme *spécifique* l'action du mercure donné soit intérieurement, soit à l'extérieur, ne voit-on pas Hildenbrand se borner à une méthode *indirecte,* aider et favoriser la *nature* et l'action des *crises,* après avoir été atteint lui-même et guéri par le moyen d'une saignée, d'un vomitif, de limonade et de crême d'orge?

Les moyens de traitement du typhus agissent soit en prévenant son *développement* primitif, soit en empêchant la *propagation* de la maladie une fois développée, soit, enfin, en remédiant aux effets et aux accidens qu'elle détermine dans l'organisme, c'est-à-

dire que ces moyens thérapeutiques sont *préservatifs ou cura-
tifs*, double distinction à laquelle on peut rapporter tous les
moyens de traitement du typhus que nous étudierons cependant
en suivant la même division que celle par nous adoptée pour le
traitement des fièvres typhoïdes, afin de mieux faire ressortir les
analogies ou les différences que pourront nous présenter ces maladies sous le point de vue thérapeutique.

SECTION Ire. *Des divers moyens de traitement du typhus.*

ARTICLE I. Traitement curatif général.

§ Ier. *Méthode des évacuans* (vomitifs, purgatifs). Les auteurs anciens, en ayant recours aux moyens évacuans, fondaient
leur opportunité sur ce qu'ils agissaient alors en expulsant du
corps l'agent, la matière ou la cause première, de la maladie. Le
docteur Herzog, dans le typhus exanthématique observé en 1829
et 1830 dans le duché de Posen (1), dit également s'être bien
trouvé des vomitifs et des légers purgatifs dans les cas de complication gastrique. Le typhus n'étant pour beaucoup d'auteurs anciens, ainsi que nous l'avons vu dans le chapitre précédent, qu'une
fièvre *bilioso-muqueuse* grave, causée par une surabondance de
bile renfermée dans la vésicule ou répandue dans le canal intestinal, d'où elle passait en partie dans le système circulatoire et donnait lieu de la sorte aux accidens typhoïdes, l'on conçoit toute la
confiance qu'ils accordaient aux évacuans.

Hildenbrand, en donnant un vomitif dès le début de la maladie, a imité Cullen, qui recourait au même moyen pour enrayer
les fièvres nerveuses commençantes. On a dit que le vomitif était
alors efficace parce qu'il expulsait le principe contagieux ou le
poison. D'autres auteurs, croyant remarquer que la tendance à
l'élimination se faisait plutôt par la peau, ont rejeté le vomitif;

____

(1) *Gazette médicale de Paris*, 1833, n° 42, p. 260.

mais cette raison n'était sans doute pas péremptoire ; car les émétiques portent aussi à la peau ; aussi Hildenbrand donnait-il, dans
la période catarrhale inflammatoire un vomitif, l'ipécacuanha à
haute dose avec addition d'un grain d'émétique, qui produisait
une secousse favorable sur le foie, la muqueuse digestive et la
peau. Comme Pringle et Stoll, Hildenbrand recourait au vomitif
le premier, le deuxième ou le troisième jour après que le frisson
s'était déclaré.

Stoll, Thom, Fitze, regardaient comme nuisibles les purgatifs
à l'égard desquels Poissonnier-Desperrières a porté un jugement
également sévère ; Hildenbrand blâme aussi leur emploi dans la
période nerveuse, et, tout en conseillant l'usage des sels doux de
Glauber ou *de duobus*, du tamarin, pour favoriser l'éruption de
l'exanthème, il admet que l'efficacité des purgatifs a été exagérée
par Hamilton et autres, et s'élève en particulier contre le calomel
préconisé par les Anglais, Brandis, Hecker et Santer.

§ II. *Moyens dits antiphlogistiques.* Pringle, Bosquillon,
Marcus, ont conseillé l'usage de la saignée dans le typhus, moyen
contre lequel Brown s'est, au contraire, élevé. Rouppe et Poissonnier-Desperrières voulaient que l'on recourût à la saignée et
même qu'on la réitérât lorsque le sujet affecté était robuste. On
a pensé que la saignée a le double avantage de soustraire le
miasme du sang et de remédier à l'inflammation des organes.
Pringle voulait que la saignée fût modérée dans la 2e période
(inflammatoire) de la maladie. Hildenbrand a donné le précepte
de recourir à la saignée dans la période inflammatoire avant de
donner le vomitif et à un traitement antiphlogistique énergique
lorsque le typhus est irrégulier et que le caractère inflammatoire
prédomine. M. Andral pense qu'on peut employer les antiphlogistiques modérés au début (1). M. Herzog, dit aussi
avoir employé avec avantage les antiphlogistiques lorsque la

______
(1) *Dict. de méd.* en 21 volumes, art. *Typhus.*

maladie revêtait la forme inflammatoire (1). La saignée ayant été conseillée dans la peste par Mercatus, Massa, Forestus, et dans la dernière période des fièvres typhoïdes par Botal, Sydenham, Huxham, convient-il également de l'employer dans la 2ᵉ période du typhus? c'est ce que nous examinerons dans la section suivante en établissant le traitement du typhus eu égard à ses différentes périodes.

Les inflammations locales prédominantes réclament l'application des sangsues : c'est ainsi que Pringle recommande leur application derrière les oreilles contre le mal de tête dans la période inflammatoire.

On a conseillé dès le début ou dans la première période le petit-lait (Pringle), les tisannes acidulées et rafraîchissantes, mucilagineuses; Hildenbrand propose, pour favoriser la sortie de l'exanthème dans la 2ᵉ période, les boissons tièdes, la limonade légère, le thé léger aiguisé avec le jus de citron ou le vinaigre, le sirop de baies de sureau.

§ III. *Traitement par les toniques.* On a employé très-anciennement les toniques contre le typhus : les toniques amers, le quinquina administré par diverses voies pour ne pas enflammer les organes qui le reçoivent, l'arnica (Collin, Stoll, Althof), la racine d'angélique, les fleurs de camomille, la serpentaire de Virginie, le vin, les acides minéraux, l'alcool, l'acétate d'ammoniaque. Le huaco en décoction paraît avoir fourni des résultats assez avantageux dans le typhus de Toulon en 1832.

Beaucoup d'auteurs mettent en doute la rationnalité des toniques administrés contre le typhus, entre autres M. Andral (2), ou du moins il ne les conseillent que dans les dernières périodes de la maladie : c'est ainsi que Pringle, qui recommande, il est vrai, l'infusion de camomille, le sel d'absinthe et l'esprit de Mindéré-

____

(1) *Gaz. médicale,* 1833, nᵒ 42.
(2) *Dict. de méd.* en 21 volumes, art. *Typhus.*

rus dans la période inflammatoire, prescrit la poudre de serpentaire de Virginie seule ou unie à celle de quinquina, quelque cordial volatil, le vin, dans la 3ᵉ période et le quinquina dans la convalescence. Hildenbrand, qui regarde les toniques et les excitans comme nuisibles dans la période inflammatoire, à moins qu'il n'existe une malignité réelle, conseille le quinquina dans la période nerveuse et les autres excitans si le caractère prédominant du typhus est putride. M. Broussais admet que l'on peut donner à l'intérieur le vin et les stimulans s'ils procurent une diminution des symptômes, s'ils disposent à la diaphorèse, dans le premier moment de la convalescence, s'il n'y a point de phlogose des organes des trois cavités splanchniques, et lorsqu'il n'y a presque plus d'espoir de guérison. M. Bouillaud croit de même à l'efficacité des antiseptiques ou des toniques pour remédier à l'altération du sang.

§ IV. *Antispasmodiques et calmans*. Pringle conseille dans la 1ʳᵉ période la thériaque à la dose d'un demi-gros avec addition de 10 grains de sel de corne de cerf, et dans la 3ᵉ période si la maladie revêt la forme délirante, le nitre, le camphre et la poudre de contrayerva.

Le camphre indiqué dans la période nerveuse suivant Céra et Callisen, doit, d'après Hildenbrand, être donné à la dose de 10 à 12 grains par jour (un grain toutes les heures) par l'estomac, en lavemens et en frictions.

On a encore proposé ou mis en usage la valériane, les éthers, le musc qui convient surtout lorsque le caractère nerveux prédomine (doct. Marcus, Hecquer); l'opium préconisé par Sydenham, Cullen, Brown, Campbell, Etmüller, Stork, et contre lequel se sont, au contraire, élevés Huxham, Bursérius, Stoll, Frank, Tarles et Hildenbrand qui recommande seulement son usage dans le cas d'anomalie et lorsque le caractère nerveux est trop intense.

M. Ern. Horn dit s'être bien trouvé de l'éther sulfurique, du camphre et du castoréum contre les symptômes cérébraux dus à l'hydrocéphale.

M. Herzog vante de même la valériane, l'éther, l'arnica, les préparations ammoniacales, les bains, lorsqu'il y a prédominance du caractère nerveux (1).

On a recommandé les lotions vinaigrées sur les pieds et les mains dans la première et la troisième période (Pringle); les lotions d'eau vinaigrée sur tout le corps; les bains, les affusions et les lotions froides dans la première période ou période inflammatoire (Currie, J. Frank, Giannini, Brandrath de Lipervol, Brunninghausen, Fizes); Hildenbrand conseille aussi, dans la période d'opportunité, le froid constant et soutenu, l'immersion et les bains d'eau froide, les frictions à la neige; mais il préfère l'aspersion générale à l'immersion d'eau froide.

§ V. *Révulsifs.* On a conseillé, dès le début de la maladie, les vésicatoires pour expulser le principe contagieux; on a encore regardé les cautères comme préservatifs.

Pringle regarde les vésicatoires comme peu favorables dans la période inflammatoire; ce n'est que dans la troisième période qu'il recommande leur application ou celle de sinapismes aux jambes.

On a regardé comme avantageux de panser d'abord les vésicatoires avec un mélange de digestif et de suppuratif ordinaire, et plus tard avec l'emplâtre de diachylou composé; on a conseillé aussi de les appliquer au gras de la jambe, à la nuque et sur toute la tête (Campbell).

Hildenbrand rejette l'application du vésicatoire sur la tête; il croit seulement utiles ces moyens révulsifs, lorsque le caractère nerveux est trop intense, et recommande l'usage du raifort sauvage de préférence à celui des cantharides.

____

(1) Relation du typhus exanth. observé dans le duché de Posen. (*Gaz. médic.*, 1833, n° 42.)

M. Roche dit avoir observé aux armées les bons effets des vésicatoires appliqués successivement dans diverses régions du
corps.

Les larges vésicatoires appliqués aux cuisses, aux jambes à la
nuque et à l'occiput, paraissent avoir été très-avantageux dans
l'épidémie de Toulon, en 1832.

M. Andral n'approuve l'emploi des révulsifs cutanés qu'après
la première période.

§ VI. *Moyens dits spécifiques.* Les substances réputées *spécifiques* dans le traitement du typhus, et qui agiraient en chas-
sant au moyen des sueurs la matière de la maladie, en expulsant
le principe contagieux, en suspendant la marche du typhus, ou
bien, enfin, en neutralisant les miasmes typhiques, sont les suivantes : les alexipharmaques, les antiseptiques, les sudorifiques,
le mercure administré, soit intérieurement (calomélas préconisé
par les Anglais, Brandis, Hecker, Sauter), soit à l'extérieur (onguent mercuriel en frictions), les acides végétaux ou minéraux, le
quinquina, l'esprit de Mindérérus ou acétate d'ammoniaque que
Pringle donnait dans la période inflammatoire, le chlorure mis
en usage il y a plus de vingt ans dans les grandes épidémies de typhus, les chlorures conseillés par MM. Réveillé-Parise (1) et
Herzog (2).

§ VII. *Méthode dite expectante.* Hildenbrand admet que la
maladie a une durée fixe, et qu'il peut y avoir guérison spontanée; aussi conseille-t-il une méthode indirecte qui consiste à
aider et à favoriser la nature et l'action des crises par les sueurs,
l'urine et les selles.

(1) *Bulletin gén. de thérapeutique*, tom. VI, 1834, 1re et 2e livraisons.
(2) *Gaz. méd. de Paris*, 1833, n. 42.

ARTICLE II. Traitement local ou des accidens et complications.

Lorsqu'il existe des inflammations locales, on doit, d'après Hildenbrand, recourir à la saignée, aux sangsues, en un mot, au traitement antiphlogistique modifié suivant que l'inflammation occupe les organes encéphaliques, thoraciques ou abdominaux.

L'inflammation *nerveuse* du cerveau requiert le vésicatoire sur la tête, le camphre, l'arnica (Hildenbrand); suivant M. Broussais, il faut recourir, lorsque le cerveau est affecté et congestionné, à la saignée du pied, aux applications des sangsues à la tête et aux pieds, aux stimulans sur les membres, aux affusions d'eau froide sur la tête, les pieds étant dans l'eau chaude; et, s'il y a état apoplectique, au vésicatoire appliqué sur la tête et aux drastiques. M. Horn, recommande, contre les accidens cérébraux dus à l'hydrocéphale, les excitans volatils (tels que le camphre, le castoréum, l'éther sulfurique), les fomentations et les affusions froides sur la tête, les purgatifs.

Lorsque le caractère nerveux est trop intense, on doit recourir aux excitans les plus forts, musc, camphre, angélique, ammoniaque, éther, vésicatoire (Hildenbrand). Les spasmes et les convulsions réclament la valériane, la camomille, l'huile empyreumatique animale, l'assa-fœtida (Hildenbrand), et lorsque l'exacerbation est périodique, le quinquina (Hildenbrand).

Dans le cas d'inflammation *nerveuse* du poumon, Hildenbrand donne le conseil de recourir aux saignées modérées exploratrices, mais d'abord ou en même temps au traitement tonique, aux vésicatoires sur la poitrine, à l'ammoniaque, au camphre, aux antimoniaux, à l'anis, au fenouil. Suivant M. Broussais, dans les cas où la poitrine est affectée, on ne doit pas recourir à la phlébotomie, mais bien aux saignées locales et aux stimulans appliqués sur les membres inférieurs.

Il convient, d'après Hildenbrand, de recourir aux évacuans contre l'embarras gastrique et contre l'inflammation *nerveuse* des intestins, de mettre en usage les petites saignées, le vésicatoire ou mieux les fomentations toniques sur le ventre, la camomille, le camphre, l'arnica préconisé par Collin et Stoll. On doit, suivant le même auteur, dans le cas d'inflammation nerveuse du foie et d'ictère, employer le calomel, suivant la méthode anglaise, et les frictions excitantes volatiles sur l'hypochondre droit.

La diarrhée, ou la dysenterie, doit être combattue par l'opium, les mucilagineux, le lichen d'Islande, le vin (Hildenbrand). Il faut donner l'alcali volatil dans le cas de météorisme et de hoquet contre lesquels il n'existe pas de spécifique (Hildenbrand). Les vers et en particulier les strongles, réclament l'administration de la valériane et du camphre (le même).

Pringle recommande de prévenir la disparition trop brusque et de combattre la trop forte inflammation des parotides, qu'il conseille d'ouvrir de bonne heure. Hildenbrand donne le même précepte après avoir indiqué, dans le but de les prévenir ou de les résoudre dès le début, les applications d'eau froide, les minoratifs, et, si cela ne réussit pas, les topiques excitans.

La rétention d'urine doit être combattue par le camphre et les fomentations sur la région de la vessie avec une dissolution alcaline chaude (Hildenbrand).

Il faut beaucoup de soins et de propreté dans le pansement des plaies qui sont consécutives au décubitus prolongé sur une même partie du corps (Hildenbrand).

Pringle recommande de faire usage, le soir, d'un opiat composé de quinquina et d'élixir de vitriol contre la surdité qui persiste.

Il faut faire usage de la limonade minérale et des topiques acidulés contre les hémorrhagies. Les excitans volatils, le **vin**, conviennent lorsque, dans la convalescence, il y a une faiblesse considérable (Hildenbrand).

ARTICLE III. Traitement diététique, hygiénique et préservatif du typhus.

§ Ier. *Traitement diététique.* Voici à cet égard ce que prescrit Hildenbrand : 1° dans la période inflammatoire : crêmes d'orge avec jus de citron, du vinaigre, du vin, des crêmes de riz, des panades légères ; 2° dans la période nerveuse : consommés nourrissans, soupes de bière ou de vin avec jaunes d'œufs, vin vieux et spiritueux donné par cuillerées dans la journée; 3° régime sévère dans la période de la crise ; 4° dans la période de la terminaison, alimens nourrissans et de facile digestion, vin; 5° dans la convalescence, consolider la guérison par le régime, augmenter successivement les alimens.

§ II. *Traitement hygiénique.* Les préceptes que donnent à ce sujet les auteurs sont fort nombreux ; on peut, en les résumant, les réduire à ce qui suit : tenir les malades dans une grande propreté ; s'abstenir de leur couper les cheveux (Hildenbrand); nettoyer la langue, la bouche, les narines, avec de l'eau, du vinaigre ou de la limonade (Hildenbrand); tenir pendant la période d'invasion le malade dans un état de chaleur modérée au lit; dans la convalescence, changer de chambre ou de lit et ne pas user de bains avant que l'ancien épiderme ne soit tombé (Hildenbrand); donner des alimens choisis ; permettre un exercice modéré, faire promener ou asseoir le malade sur son lit, l'égayer, agir sur ses sens, ne pas occuper trop tôt l'esprit dans la convalescence (Hildenbrand); prodiguer au malade les soins les plus affectueux ; le placer dans une chambre spacieuse, bien aérée, où l'on puisse renouveler l'air sans produire de courant, qui soit bien éclairée, dont l'air soit sec et frais (10° R.) dans la période inflammatoire et moins frais de 3 à 4 degrés dans la période nerveuse, suivant Hildenbrand ; ne pas laisser les sujets dans les lieux où ils ont contracté la maladie ; disséminer les malades placés dans un hôpital, ce dont Lind a vu de bons effets ; en un mot, les changer de place, ainsi que cela a eu lieu en 1829 dans l'épidémie de Toulon qui cessa lorsqu'on eut disséminé les forçats entassés au nombre de 690 sur un bagne flottant (1); éloignen

(1) Kéraudren, communication à l'Académie royale de médecine, (*Arch. gén. de médecine,* tom. XXII, p. 260.)

les uns des autres les malades couchés dans un même hôpital;
changer les conditions qui ont fait naître ou favorisé la maladie;
suivant les circonstances, répartir les habitans dans des baraques
construites avec soin et sur une hauteur, disséminer les malades
dans des granges à l'air libre; établir pour les armées des hôpitaux volans ou fixes, chauffés dans l'hiver au moyen des chemi-
nées et non par les poêles; rafraîchir l'air des prisons et des hôpitaux par des courans; tenir ouverts sur les vaisseaux les sabords
et les écoutilles; agiter l'air des lieux circonscrits soit avec des
vans ou le moulin appelé Tarare (Percy), soit au moyen du man-
che à vent pour renouveler l'air de la cale des vaisseaux (Kéraudren), soit en se servant de grands soufflets tels que le ventilateur
de Hales, soit par le moyen de la déflagration de la poudre à canon
(Kéraudren), soit en établissant des feux dans l'atmosphère, soit
en pompant l'air intérieur vicié (roue centrifuge de Désaguliers),
soit en employant des tuyaux aspirateurs dont l'action est favo-
risée par la chaleur (Salmon, Duhamel, Sutton, Forfait, Wuet-
tig, etc.); enfin désinfecter l'air par les fumigations et les autres
moyens dont il va être question dans le paragraphe suivant.

§ III. *Traitement préservatif*. Le traitement prophylactique
du typhus consiste dans les moyens propres soit à prévenir son
développement primitif, soit à prévenir ou empêcher sa transmission, le foyer typhique étant une fois établi : on parvient au
premier but en observant les règles hygiéniques tracées dans le
paragraphe qui précède, en prévenant les causes du typhus, en
s'opposant, en un mot, à l'établissement des foyers d'infection.
Quant aux moyens à l'aide desquels on tâchera de prévenir la
propagation de la maladie déclarée, on peut les rapporter aux
suivans :

1° *Détruire le foyer du mal*. Recourir aux moyens désinfectans ou neutralisateurs des miasmes : fumigations avec le vinaigre, le genièvre, les substances aromatiques brûlées et vaporisées,
le benjoin, le camphre, la poudre à canon, la chaux et les alcalis

fixes (Mitchill), le soufre, le gaz nitrique ou nitreux (Carmichaël et J.-C. Smyth dans les prisons de Winchester), les acides nitrique et hydro-chlorique qui arrêteraient les épidémies de typhus suivant M. Billeray (1), le chlore (Fourcroy et Guyton-Morveau), les chlorures de MM. Masuyer et Labarraque, dont on a retiré de bons effets dans le typhus nautique qui régna à Marseille en 1826 et qui ont aussi été employés contre la peste d'Égypte (2) ; désinfecter les effets qui ont servi aux malades, soit en les brûlant, les exposant au froid, ou les lavant à l'eau bouillante, suivant Hildenbrand, soit en les exposant aux vapeurs sulfureuses et chlorurées.

2° *Isoler et éviter les sujets et les lieux infectés; précautions hygiéniques pour se prémunir contre la contagion.* Les cordons sanitaires sont nuisibles en ce qu'ils favorisent l'entassement (3); les lazarets, qui pourraient empêcher la propagation du typhus contagieux, sont, d'après Hildenbrand, des moyens décourageans et affreux; isoler promptement les typhiques dans les grands établissemens; les diriger sur un même établissement comme cela a eu lieu en 1814 pour l'hôpital de la Pitié; éviter le vent des foyers d'infection; ne pas envoyer les matelots à bord près des côtes malsaines (Lind); tenir éloignés des foyers d'émanations les prisons et les hôpitaux; on doit d'après Hildenbrand, transporter les malades à l'hôpital sur une chaise à porteur, empêcher toute communication entre les personnes du dehors et les malades auxquels seraient spécialement attachés des infirmiers, des prêtres, des médecins et des chirurgiens qui se désinfecteraient après le service; ne pas laisser sortir les convalescens s'ils n'ont été désinfectés, se rendre moins sensible à l'influence de la maladie en évitant les excès et les causes d'affaiblissement et de fatigue, en recourant aux lotions savonneuses, en nettoyant les

(1) *Journ. des connaissances médico-chirurgicales*, 1835.
(2) *Mémoire sur les causes de la peste*, par M. Pariset, 1837, in-18.
(3) Andral (art. *Typhus* du Dict. de méd., 1re éd.).

parties qui ont été en contact avec les matières contagieuses; se rincer
le nez et la bouche en quittant le lit des malades, changer d'habits ou fumiger ceux que l'on vient de quitter, ne point porter
d'habit de laine pendant la visite, ne pas rester long-temps auprès
des malades, les toucher peu, éviter leur haleine, se bien nourrir
et fumer du tabac avant la visite (Hildenbrand), purifier l'air
impur avant son entrée dans les poumons en appliquant sur la
bouche et les narines un linge ou une éponge imbibée de vinaigre ou de chlorure de soude en solution, etc.

3° *Détruire le miasme au moment même de son action
sur l'économie animale.* Par le vomitif et le vésicatoire, le sé-
ton, le cautère, les sudorifiques, les frictions mercurielles, l'application du froid en bains, en affusions, en lotions, en aspersion,
d'après Currie, J. Frank, Giannini, Brunninghausen, Fizes, Brandrath de Lipervol, Hildenbrand ;

4° *Inoculer la maladie.* Serait-ce une pratique utile ou dan-
gereuse? Les faits manquent pour résoudre cette question, dit
Hildenbrand.

SECTION II. *Traitement du typhus basé sur la valeur des altérations et sur les diverses formes et périodes qu'il peut présenter.*

Nous avons vu dans le chap. 2 et dans le chap. 3 que Pringle
ne distinguait que trois périodes dans la fièvre des prisons : dans la
1re les fonctions du malade ne sont encore que troublées; la 2e période se rapporte à l'invasion proprement dite, et la 3e est caractérisée par la stupeur et les pétéchies; nous avons dit qu'Hildenbrand admettait, au contraire, jusqu'à 8 périodes pour le typhus :
de contagion, d'opportunité, d'invasion, inflammatoire, nerveuse, de la crise, de la rémission, de la convalescence. Pour
mieux comparer les symptômes des fièvres typhoïdes avec ceux
du typhus, nous avons dans le chap. 2 réduit les 8 périodes admises par Hildenbrand aux cinq suivantes : 1° invasion ou début
(comprenant les trois premières périodes d'Hildenbrand); 2° période inflammatoire; 3° période nerveuse ou de faiblesse, de dé-

lire ou de prostration; 4° de rémission ou d'augment; 5° de convalescence. Or, pour mieux établir les analogies et les différences
qui peuvent exister entre le typhus et les fièvres typhoïdes sous le
rapport du traitement, comme nous avons tâché de le faire pour
ce qui est de la description des autres parties de ces maladies, nous
exposerons ici dans trois articles distincts, ainsi que nous l'avons
fait pour les fièvres typhoïdes, les moyens thérapeutiques auxquels il nous paraît rationnel de recourir dans les différentes périodes du typhus. Ces divisions paraîtront au premier abord un
peu forcées; cependant elles ont pour but de faciliter la recherche des analogies et des différences qui rapprochent ou différencient le typhus et les fièvres typhoïdes : or, ce but est, au terme
du programme de l'Académie, celui vers lequel doivent tendre
les travaux soumis à son jugement dans ce concours. Ces divisions
ne sont donc ni inutiles ni arbitraires.

ARTICLE. Ier. Du traitement du typhus dans les périodes de contagion, d'opportunité,
d'invasion ou intoxication, et inflammatoire.

Nous avons établi précédemment (chap. 1 et 5) que le typhus
semble consister essentiellement en un empoisonnement miasmatique, dans lequel les premiers symptômes observés annoncent
que le miasme agit primitivement sur le système nerveux et le
sang : c'est donc contre cette impression première sur les centres
nerveux et le sang qu'il faut réagir, soit en excitant la peau et
les muqueuses, soit en modifiant le système nerveux, soit, enfin,
en combattant les inflammations locales prédominantes, division
multiple à laquelle peuvent, en effet, être rapportés les moyens
thérapeutiques mis en usage dans les premières périodes de la
maladie.

Je pourrais ici, comme pour les fièvres typhoïdes, établir la triple distinction du typhus inflammatoire, bilieux et muqueux,
puisque, d'après Hildenbrand lui-même, l'une de ces trois formes
symptomatologiques peut prédominer dans le typhus : toutefois,
pour ne rien hasarder dans une matière où l'observation des auteurs

m'a jusqu'ici servi de guide, je suivrai la division tracée par eux, en recherchant quels sont les moyens thérapeutiques qui conviennent dans les premières périodes :

A. *Périodes de contagion et d'opportunité.* Le traitement de ces deux périodes consiste dans l'usage des moyens propres à étouffer la contagion ou à détruire l'impression du miasme sur l'économie animale, et rentre évidemment dans le traitement prophylactique auquel nous renvoyons (art. 3 de la section qui précède).

B. *Période d'invasion.* Les moyens recommandés par Pringle dans cette période sont le vomitif, la thériaque à la dose d'un demi-gros, le petit-lait, les sudorifiques, les lotions vinaigrées sur les pieds et les mains. Hildenbrand recommande la chaleur modérée au lit, les boissons tièdes d'infusion de sureau, de tilleul, d'oranger, de camomille.

C. *Période inflammatoire.* Sans doute dans cette période l'altération du sang (que nous avons dit être primitive) existe déjà; mais si l'on remarque que cette période inflammatoire ou catarrhale, exanthématique, d'irritation ou d'ébullition, comme l'appelaient encore les auteurs anciens, est, comme l'a dit fort heureusement M. Roche, une période de *réaction*, n'est-ce pas ici le lieu d'aider et de favoriser cette réaction de l'organisme contre la première impression de l'agent ou de la cause miasmatique? c'est vers ce but que nous semblent dirigés les moyens suivans :

1º *Porter à la peau.* Vomitif, ipécacuanha à haute dose avec addition d'un grain d'émétique, qui donneraient alors, suivant Pringle, Stoll et Hildenbrand, une secousse favorable, mais que Pringle recommande cependant de donner avec précaution; sudorifiques et acétate d'ammoniaque d'après le conseil de Pringle; boissons acides ou mucilagineuses, tièdes; sels doux de Glauber ou de *duobus*, tamarin, sirop de baies de sureau, limonade légère, thé léger avec vinaigre ou jus de citron, recommandés par Hildenbrand pour favoriser l'éruption de l'exanthème.

2o *Agir sur la muqueuse gastro-intestinale.* Au moyen du vomitif et des doux minoratifs (Hildenbrand), des lavemens laxa-tifs dans le cas de constipation (Pringle). On sait, en effet, que les auteurs anciens employaient les évacuans pour chasser ce qu'ils appelaient la matière de la maladie, et que pour eux le vomitif avait une action spéciale sur le foie et la bile, auxquels ils fai-saient jouer un rôle important dans la production des phénomè-nes typhoïdes. (Voir le chapitre 5, valeur des altérations du foie et de la bile, et le traitement par la méthode évacuante, dans la section qui précède.)

3o *Combattre ou modérer les inflammations locales pré-dominantes.* En recourant à la saignée, que l'on peut réitérer si les sujets sont forts et robustes (Rouppe et Poissonnier), et qu'Hil-denbrand conseille également s'il existe quelque inflammation forte, à la saignée modérée et aux applications de sangsues der-rière les oreilles contre le mal de tête (Pringle), aux antiphlogis-tiques modérés au début (Andral).

4o *Imprimer une perturbation salutaire au système ner-veux.* Au moyen des applications froides sur la peau en bains, lotions, frictions, affusions ou aspersions, d'après Brandrath de Lipervol, S. Currie, J. Franck, Fitze, Giannini, Brunninghau-sen, Hildenbrand; ou bien agir dans le but de modérer l'impres-sion morbide portée sur le système nerveux, en égayant les ma-lades et en excitant favorablement les sens, etc.

Du reste, on devra, d'après les conseils d'Hildenbrand, faire en sorte que le lit de chaque malade soit dans un local spacieux et sans rideaux, et que l'air respiré par les malades soit pur et suffisamment renouvelé, donner des crêmes d'orge avec du jus de citron ou un peu de vinaigre, des crêmes de riz, des panades légères; on devra en outre recourir aux moyens que pourront ré-clamer les accidens et les complications mentionnés dans la sec-tion précédente (article 2).

Article II. Traitement du typhus dans les périodes nerveuse, de délire ou de faiblesse, d'ataxie ou de prostration.

Mais la réaction manifestée par les symptômes de la période inflammatoire, a-t-elle été incomplète ou insuffisante, l'altération du sang et des centres nerveux prédomine-t-elle; alors s'établissent des inflammations secondaires et des symptômes d'élimination. Voici la conduite thérapeutique qu'il nous semble alors le plus rationnel de suivre.

1° Neutraliser l'état septique du sang et des autres liquides par des réactifs ou des spécifiques; mais, il faut bien l'avouer, ces moyens réellement spécifiques nous sont inconnus ou sont insuffisans; voici quels sont, dans l'état actuel de la science, les moyens qui possèdent peut-être en partie cette propriété : les toniques, les antiseptiques, les stimulans internes, les cordiaux, les excitans diffusibles; le vin vieux (Pringle, Hildenbrand, Broussais); le quinquina, les acides étendus, la serpentaire de Virginie, le calomel, le chlore et ses composés.

2° Diluer l'agent septique par une abondante introduction d'eau dans l'économie animale, au moyen des tisannes acidules ou mucilagineuses, tièdes et abondantes.

3° Éliminer l'agent septique par divers émonctoires: par la peau au moyen des révulsifs cutanés (Pringle, Hildenbrand, Andral), de la chaleur modérée, d'une boisson tiède légèrement excitante (Hildenbrand), des sudorifiques, du vin et des stimulans s'ils disposent à la diaphorèse (Broussais), de l'acétate d'ammoniaque; en agissant sur les muqueuses au moyen du vomitif (Hildenbrand) et des purgatifs, qui sont cependant regardés, en général, comme nuisibles, par Stoll, Thom, Fitze, Hildenbrand.

4° Extraire l'agent septique avec le sang par la saignée; les auteurs ne sont pas d'accord sur l'opportunité de la saignée dans cette période du typhus; nous avons exposé le pour et le contre en parlant de l'opportunité de la saignée dans la même période des fièvres typhoïdes, et nous y renvoyons.

5° Abandonner la maladie à elle-même, combattre seulement
les accidens consécutifs et les inflammations prédominantes, cas
dans lequel il pourra être donné d'observer des phénomènes vraiment critiques.

6° S'il y a prédominance du caractère *putride* et de la forme
adynamique, que nous avons dit être plus particulièrement liée
à l'*altération* du sang, on recourra de préférence au quinquina,
aux acides minéraux, au camphre à haute dose, à l'alcool, aux
rubéfians et aux autres moyens toniques indiqués précédemment,
en particulier aux chlorures.

7° Si le caractère nerveux est trop intense, si le typhus revêt
la forme *ataxique* qui nous a semblé devoir être rapportée à la
lésion prédominante du système nerveux, on pourra recourir aux
révulsifs cutanés (Pringle, Hildenbrand), au musc (Hecker, Marcus), au camphre, à l'angélique, l'éther, l'alcali volatil, la camomille, l'huile empyreumatique animale, l'assa-fœtida, au mélange
de nitre, de camphre et de poudre contrayerva (Pringle), aux
bains, à l'opium (Hildenbrand et autres).

Du reste, dans ces diverses périodes du typhus, on suivra les
règles thérapeutiques relatives au régime, à l'hygiène et aux
complications précédemment indiquées : c'est ainsi que l'air qui
entourera les malades devra être moins frais de 3 à 4 degrés que
dans la période inflammatoire (Hildenbrand); que l'on changera
souvent le malade de position; qu'il sera tenu dans la plus grande
propreté ; qu'on lui prodiguera les soins les plus affectueux, et
qu'on le soutiendra par des consommés nourrissans, des soupes, etc.

ARTICLE III. Traitement du typhus dans les périodes de rémission ou d'exacerbation
et de la convalescence.

Soit qu'il y ait rémission, soit, au contraire, qu'il y ait augmentation dans la gravité des symptômes au point de ne plus laisser d'espoir, c'est le cas de recourir aux toniques les plus actifs,

à l'infusion d'angélique avec la liqueur minérale anodyne (Hildenbrand), au vin et aux stimulans internes (Broussais).

Dans la terminaison favorable et la convalescence marquée par une grande faiblesse, on devra encore recourir au vin, aux excitans volatils, au quinquina (Pringle, Hildenbrand, Broussais), donner des alimens de facile digestion et dont on augmentera successivement la quantité ; le malade devra changer de chambre et de lit, ne pas reprendre trop tôt les occupations d'esprit, se livrer à un exercice modéré ; on devra, en outre, combattre les accidens consécutifs et les complications de la manière qui a été indiquée dans la première section de ce chapitre, art. 2.

TROISIÈME PARTIE.

ANALOGIES ET DIFFÉRENCES ENTRE LE TYPHUS ET LES FIÈVRES TYPHOÏDES.

CHAPITRE Ier. *Analogies et différences sous le rapport des causes.*

§ Ier. *Relativement à l'âge.* — *Analogies.* La fièvre typhoïde atteint le plus grand nombre de sujets entre l'âge de vingt à trente ans ; de même, d'après Hildenbrand, la contagion médiate s'exerce principalement sur les sujets d'un âge jeune ou moyen.

Différences. Cependant tous les âges sont exposés à contracter le typhus, tandis qu'il n'en est certes pas de même pour les fièvres typhoïdes.

§ II. *Sexe.* — *Anal.* Les individus de l'un et de l'autre sexe semblent également sujets au typhus et aux fièvres typhoïdes.

Diff. Cependant, d'après Hildenbrand, le sexe féminin serait plus prédisposé à contracter le typhus communiqué.

§ III. *Tempérament, constitution.* — *Anal.* Pour les typhus comme pour les fièvres typhoïdes, l'affaiblissement de la constitution, la misère, des chagrins, etc., est une condition favorable au développement de la maladie.

§ IV. *Professions.* — Pas de conclusions.

§ V. *Lieux, habitation, acclimatement.* — *Anal.* L'habitation dans un lieu mal aéré, l'encombrement, l'exposition aux émanations putrides, sont des causes qui sont communes au typhus et aux fièvres typhoïdes; car si le typhus résulte surtout de l'encombrement d'un grand nombre d'hommes dans un lieu mal aéré, n'oublions pas qu'on a vu les symptômes de la pourriture d'hôpital et des *fièvres de mauvais caractère* se déclarer dans des salles où le nombre des malades venait à dépasser 200; tandis que ces symptômes disparaissaient lorsqu'on ramenait à 200 le nombre des malades (1). — La fièvre typhoïde atteint de préférence les nouveaux arrivés à Paris; de même le typhus sévit principalement contre les nouveaux arrivés à bord des vaisseaux infectés, contre les sujets non encore acclimatés.

Diff. Souvent la fièvre typhoïde survient dans des circonstances où il est tout-à-fait impossible de constater l'influence de l'encombrement ou des émanations putrides, et lors même qu'il y aurait identité de cause sous ce rapport, toujours est-il que, comme l'a remarqué Poissonnier-Desperrières, la même cause a des effets plus marqués dans le typhus.

§ VI. *Saisons et température.* — *Anal.* L'humidité prolongée, les saisons chaudes et humides, sont des causes qui favorisent également l'apparition du typhus et des fièvres typhoïdes.

§ VII. *Nourriture, ingesta.* — *Anal.* L'usage des alimens de mauvaise qualité, des eaux corrompues, d'une nourriture insuffisante, sont des causes qui sont communes aux deux maladies.

§ VIII. *Affections morales.* — *Anal.* La nostalgie et les af-

(1) Dupuytren (Rapport fait en 1825 à l'Institut, sur la fièvre jaune).

fections morales tristes en général, concourent encore au développement des deux maladies.

§ IX. *Causes spécifiques, contagion.* — *Anal.* La fièvre
typhoïde n'atteint qu'une fois le même individu, de même le typhus n'attaque le *plus souvent* qu'une fois le même sujet (Hildenbrand). La fièvre typhoïde peut régner épidémiquement
comme le typhus. Le typhus et la fièvre typhoïde ont encore cela
de commun, que certaines circonstances hygiéniques ou atmosphé-
riques leur donnent naissance, que leurs causes sont, en général,
les mêmes, mais moins énergiques dans les fièvres typhoïdes, s'é-
tendant, dans le typhus, à un grand nombre d'individus à la fois,
à un camp, une prison, un hôpital, une ville, un vaisseau, etc.

Diff. La contagion, généralement admise pour le typhus, n'est
point prouvée pour la fièvre typhoïde, qui, d'un autre côté, est
plus souvent sporadique qu'épidémique ; Hildenbrand distingue
tout-à-fait le typhus des fièvres typhoïdes, à cause de la contagion qui est propre au typhus. — Le typhus, d'après Pringle,
est sujet à rechute, et, d'après Hildenbrand, n'attaque *le plus
souvent* qu'une fois le même individu, tandis que pour la fièvre
typhoïde, il paraît certain qu'il n'y a pas de récidive; je dois dire
cependant qu'Hildenbrand reconnaît ailleurs qu'il faut pour la
contagion médiate du typhus une disposition spéciale et défaut
d'atteinte antérieure de la maladie.

CHAPITRE II. — *Analogies et différence sous le rapport des
symptômes.*

ARTICLE Ier. Symptômes dans les diverses périodes.

Anal. Il existe très-certainement une grande analogie entre
les périodes du typhus et celles des fièvres typhoïdes; il y a plus :
c'est que, dans l'un et dans l'autre cas, le nombre de ces périodes
peut, à la rigueur, être regardé comme le même, puisque, à

part celle de contagion dans le typhus, qui n'a, ainsi que le reconnaît Hildenbrand, aucun symptôme particulier, toutes les
autres périodes nous offrent le développement successif des
mêmes symptômes : la stupeur donne un cachet spécial à tous ces
symptômes ; aussi a-t-on dit que la fièvre typhoïde s'appellerait
typhus, si elle régnait épidémiquement.

Diff. On a trouvé des différences, cependant, quant à l'inten-
tensité des symptômes ; et Hildenbrand met une différence entre
les fièvres typhoïdes, maligne, nerveuse, bilieuse, putride, asthénique, ardente, et le typhus, à cause des symptômes spéciaux
de celui-ci. Poisonnier-Desperrières admet de même que les symptômes sont plus graves dans le typhus.

1re période. *Prodromes, invasion, début.* — *Anal.* La
céphalalgie, la pesanteur de tête, le changement d'humeur, la
tristesse, l'inquiétude, le découragement, la morosité, les bâillemens, l'alternative de chaud et de froid, les douleurs dans les
membres et dans les lombes, la lassitude générale, établissent une
très-forte analogie entre les symptômes des fièvres typhoïdes et
du typhus dans cette période.

Diff. Les symptômes suivans appartiennent plus spécialement
au typhus dans la 1re période : odeur terreuse, de paille pourrie,
de variole confluente, exhalée par le malade; tremblement des
mains ; commotion soudaine, électrique et douloureuse dans les
membres; sensation de constriction pénible à l'épigastre. Ce
n'est que dans la 2e période du typhus qu'a lieu l'épistaxis, qu'on
observe dès le début dans les fièvres typhoïdes, du moins le plus
souvent.

2e période, (*Inflammatoire.*) — *Anal.* Comme symptômes
analogues dans la 2e période, nous ferons remarquer l'abattement, les vertiges, la stupeur, les bourdonnemens dans les oreilles,
les sens émoussés, la faiblesse, l'impossibilité de la station verticale, la lenteur de la parole, des réponses, des mouvemens de
la langue, oubliée quelquefois entre les dents, la dysphagie,
l'intensité de la soif, l'épistaxis, le sommeil inquiet et agité,

les douleurs dans les membres et les articulations; le décubitus dorsal et immobile, quelquefois les parotides, l'éruption ou exanthème typhoïde, les sudamina, les pétéchies.

Diff. Symptômes particuliers à la fièvre typhoïde dans cette période : douleur dans la région iléo-cœcale, râle muqueux à l'auscultation, chaleur sèche et mordicante de la peau, qui est halitueuse dans le typhus, variétés de couleur de la langue que l'on observe plus tard dans le typhus; la douleur et la tension de l'hypochondre droit, les tumeurs inguinales, et quelquefois les charbons, n'ont lieu que dans le typhus. (Voir l'*Anat. pathologique*, article *Peau*, pour les différences quant à l'éruption.)

3e période. (*Adynamie* ou *Ataxie*.) — *Anal*. Symptômes communs aux deux maladies dans cette période : stupeur plus forte, sens affaiblis, soubresauts des tendons, supination, carphologie, typhomanie, quelquefois perte de la mémoire, indifférence des malades pour les personnes et les circonstances environnantes, dents encroûtées, narines obstruées, déglutition plus difficile, hoquet, langue noire et racornie, météorisme, diarrhée involontaire et fétide, douleur du ventre par la pression, rétention ou incontinence d'urine, sécheresse et âcreté de la peau, ou sueur douce et générale, persistance des pétéchies, pouls variable, donnant au doigt une sensation particulière, réunion ou prédominance des formes adynamique et ataxique, ulcérations et gangrènes externes.

Diff. A cette période on observe plus particulièrement, dans la fièvre typhoïde, l'hémorrhagie intestinale; dans le typhus, la séparation, le dessèchement et la chute de l'épiderme. L'exanthème du typhus disparaît dans cette période, tandis que, pour la fièvre typhoïde, c'est, au contraire, le plus souvent l'époque de son apparition. (Je renvoie à l'*Anatomie pathologique*, article *Peau*, pour les autres différences sous le rapport de l'exanthème.)

4e période. (*Rémission* ou *Augmentation*.) — *Anal*. Sont des symptômes analogues dans le cas de guérison : la disparition du délire, le faciès meilleur du malade, qui semble sortir d'un songe, les réponses plus promptes et plus faciles, le retour de l'appétit et du sommeil, la souplesse de la peau, la cessation des selles involontaires et divers phénomènes critiques. (Voir l'article *Terminaisons*.) Phénomènes communs si la mort est imminente : sueur visqueuse et fétide, ulcérations gangréneuses de la peau, marmotement entre les dents, refroidissement des membres, pouls filiforme, respiration embarrassée, déglutition des boissons comme dans un tube inerte, etc., etc.

Diff. Ce n'est que dans la fièvre typhoïde que la mort est quelquefois causée dans cette période par une péritonite consécutive à la perforation de l'intestin.

5ᵉ *Période.* (*Convalescence.*) — *Anal.* Phénomènes communs dans la convalescence : faiblesse des sens et de la mémoire, surdité, retour de l'appétence et des désirs, peau flasque et flétrie, chute des cheveux, rétablissement lent et progressif.

Diff. Sont des symptômes particuliers au typhus dans la convalescence : le dessèchement de l'épiderme qui tombe par écailles, le renouvellement des ongles, l'éclat ou le luisant particulier des yeux (Rochoux); la perte, l'affaiblissement ou la perversion de la vue; la méconnaissance des proches.

ARTICLE II. Symptômes en rapport avec les diverses fonctions.

§ Iᵉʳ. *Fonctions digestives.* — *Anal.* Dans les typhus, comme dans les fièvres typhoïdes, il y a : soif et inappétence, rougeur de l'arrière-bouche, fétidité de l'haleine, dents encroûtées; langue tremblante, quelquefois oubliée hors de la bouche, couverte d'enduits divers; dysphagie et, à une certaine période, déglutition des boissons comme si elles tombaient dans un tube inerte; nausées et vomissemens; douleurs dans la région abdominale; météorisme; dès le début, constipation ou diarrhée, et plus tard des selles souvent involontaires, variables en odeur, en nombre et en couleur.

Diff. La douleur et le gargouillement dans la fosse iliaque droite , la péritonite suite de perforation intestinale, sont des symptômes propres à la fièvre typhoïde ; tandis que, d'un autre côté, on remarque plus particulièrement dans le typhus un sentiment de constriction dans la région de l'épigastre, de la douleur et de la tension dans l'hypochondre droit.

§ III. *Fonctions respiratoires.* — *Anal.* L'état variable des crachats, qui sont quelquefois sanguinolens, les gémissemens et les soupirs involontaires, la fréquence de la respiration, la pleurésie et la pneumonie, sont·des phénomènes et des complications qu'on observe également dans les deux cas.

Diff. L'état catarrhal dans le typhus porte plus spécialement sur la gorge et les fosses nasales , tandis que, dans la fièvre typhoïde, les bronches en sont particulièrement affectées , d'où résulte un râle muqueux à peu près constant dont les observateurs du typhus n'ont point fait mention.

§ IV. *Fonctions de la circulation.* — *Anal.* Dans les fièvres typhoïdes et dans le typhus le pouls est variable, quelquefois plein et dur au début , faiblissant ensuite, transmettant au doigt qui l'explore une sensation particulière, donnant par minute jusqu'à 120, 130, pulsations et au-delà.

Diff. On a trouvé, dans les fièvres typhoïdes , le pouls lent , rebondissant, saccadé ou redoublé, intermittent, états divers que ne mentionnent point les auteurs qui ont écrit sur le typhus.

§ V. *Fonctions nutritives.* — *Anal.* Sont des phénomènes communs dans les deux cas : les alternatives de frisson et de chaleur, le refroidissement des membres , la chaleur mordicante au début déjà observée par Galien dans les fièvres putrides, la sueur à la fin, la sueur visqueuse, la fétidité des excrétions, la tendance à la gangrène et à la désorganisation, la rougeur et l'injection des muqueuses, les parotides, l'épistaxis, la chute des cheveux, l'excrétion involontaire des féces et des urines.

Diff. L'ictère, la desquamation de l'épiderme , les charbons

(Hildenbrand) ; l'anthrax (Desgenettes), l'odeur terreuse, de paille pourrie ou de variole confluente, sont des symptômes non constans, à la vérité, mais qui semblent appartenir en propre au typhus.

§ V. *Fonctions de relation.* — *Anal.* Symptômes communs dans les deux cas : céphalalgie, tintement et bourdonnement d'oreilles, surdité, indifférence, tristesse, réponses lentes, parole faible, douleurs et brisement des membres, décubitus en supination, rêvasseries, grande faiblesse ou prostration, carphologie, prédominance ou réunion des formes dites *adynamique* et *ataxique.*

Diff. Dans le typhus on observe plus particulièrement des vertiges, le tremblement des mains, une commotion soudaine et comme électrique dans les membres ; l'adynamie est plus prononcée dans le typhus (Hildenbrand), et la stupeur qu'on y observe dès le début n'a surtout lieu que dans la 2ᵉ période des fièvres typhoïdes.

CHAPITRE III. *Analogies et différences sous le rapport de la marche et de la durée, du pronostic, des complications, des crises et des terminaisons.*

§ Iᵉʳ. *Analogies et différences relativement à la marche et à la durée.* — *Anal.* Le typhus a une durée invariable (de 14 jours) dans la terminaison par la santé : rien ne peut arrêter sa marche avant cette époque ; il en est de même des fièvres exanthématiques, de la variole, de la rougeole, et jusqu'à un certain point de la fièvre typhoïde dont la durée est cependant différente.

La marche continue avec des redoublemens le soir et la nuit établit une autre analogie entre les maladies que nous comparons.

Diff. La marche du typhus est plus rapide que celle des fièvres typhoïdes, dont la durée est certainement plus longue.

Le typhus peut se terminer heureusement le 14ᵉ jour (Hildenbrand); la terminaison favorable de la fièvre typhoïde n'a pas lieu avant le 20° jour (Chomel).

Dans celle-ci la mort ne survient jamais avant le 4° ou le 5° jour de durée de la maladie, ce qui a été vu dans le véritable typhus.

§ II. *Pronostic.* — *Anal.* Dans les fièvres typhoïdes la mortalité est moins grande chez les jeunes sujets : il paraît en être de même dans le typhus.

Dans l'un comme dans l'autre cas, le pronostic est *grave*, absolument parlant.

Dans le typhus comme dans les fièvres typhoïdes, les affections morales fâcheuses, ajoutent à la gravité du pronostic : il en est de même du délire et des symptômes dits ataxiques.

C'est dans la troisième période que les fièvres typhoïdes et le typhus offrent le plus de gravité.

Pour le typhus comme pour les fièvres typhoïdes, la mortalité paraît être plus grande dans les temps chauds.

Signes favorables dans les deux cas : urine sédimenteuse à la fin ; diarrhée modérée (Sarcone, Hildenbrand, Double); parotides à la fin de la maladie.

Signes fâcheux dans les deux cas : évacuations fétides, involontaires ; un hoquet continu ; mouvemens convulsifs des tendons ; surdité dès le début ; odeur cadavéreuse; délire fort dès le début ; parotides dès le commencement ; eschares et gangrène partielle qui a lieu quelquefois au nez (Huxham), Callisen, Sarcone, Storck, Hildenbrand, Rœderer et Wagler, Double) (1).

Diff. Toutefois le pronostic du typhus est plus grave que celui des fièvres typhoïdes.

La fièvre typhoïde est également funeste chez les individus des deux sexes : le typhus serait plus grave chez l'homme, d'après Hildenbrand.

(1) Je ne puis quitter ce qui est relatif aux analogies que présentent le typhus et les fièvres typhoïdes, sous le rapport du pronostic, sans citer un passage de Pringle

La perforation intestinale et la péritonite qui en résulte , constituent dans la fièvre typhoïde un accident très-fâcheux qu'on n'observe pas dans le typhus.

§ III. *Complications*. — *Anal*. La pleurésie, la pneumonie, les parotides, le hoquet, les plaies, les gangrènes et les ulcérations extérieures, les vers (quoique d'espèce différente dans les deux cas), le météorisme, les hémorrhagies, la rétention d'urine, sont des complications que l'on rencontre et dans le typhus et dans les fièvres typhoïdes.

Diff. L'encéphalise, l'apoplexie, les accidens nerveux, tels que l'hydrophobie et la catalepsie (observée sur un jeune homme par M. Gasc), sont des accidens particuliers qui s'observent plutôt dans le typhus que dans les fièvres typhoïdes; la perforation de l'intestin semble appartenir exclusivement à celle-ci.

§ IV. *Crises et terminaisons*. — A. *Guérison* : *Anal*. La surdité, la perte de la mémoire, l'affaiblissement des sens, sont les suites ordinaires du typhus et des fièvres typhoïdes.

Une diaphorèse générale , une diarrhée copieuse , des urines sédimenteuses et des parotides, sont *encore des phénomènes communs* : et si dans le typhus on a noté comme crise favorable l'épistaxis ou l'humidité du nez (Hildenbrand), la même importance a aussi été attribuée aux mucosités chaudes et épaisses par les narines dans les fièvres typhoïdes (Double).

B. *Mort* : *Anal*. Dans le typhus et dans les fièvres typhoïdes, la mort peut survenir primitivement, lentement ou par faiblesse, par d'autres maladies (affections du cerveau, plaies et gangrènes extérieures, etc).

fort remarquable : On ne sera pas surpris, dit cet auteur , de trouver la plupart de ces pronostics communs aux autres fièvres lorsqu'elles sont avancées, si l'on vient à considérer que, quelle que soit la cause qui produit une fièvre, si cette fièvre dure long-temps, elle corrompt les humeurs, affecte le cerveau et les nerfs, à peu près de la même manière que celles qui tirent *leur origine de l'infection*.» (Loc. cit., t. II, p. 106.)

Diff. Dans la terminaison par la mort due à d'autres maladies on n'a point à signaler, dans le typhus, la perforation intestinale, ainsi que cela a lieu pour les fièvres typhoïdes.

CHAPITRE IV. — *Analogies et différences, sous le rapport de l'anatomie pathologique.*

Diff. L'étude des altérations dans les fièvres typhoïdes est à peu près complète , tandis que, pour le typhus, il reste beaucoup de recherches à faire ou à compléter sous le rapport de l'anatomie pathologique.

SECTION Iʳᵉ. *Altérations des organes.*

ARTICLE Iᵉʳ. Lésions du canal intestinal.

Anal. On ne peut nier que les notions que nous ont laissées les auteurs sur les altérations du conduit digestif dans le typhus n'établissent , quelque imparfaites qu'elles nous paraissent , de grandes analogies entre cette maladie et les fièvres typhoïdes.

Diff. Cependant nous manquons de faits positifs pour déterminer s'il existe dans le typhus, comme pour les fièvres typhoïdes, une altération intestinale anatomique et caractéristique, les médecins navigateurs étaient surtout dans une position favorable pour lever la difficulté , et ils n'en ont pas profité à tous égards. Le typhus épidémique a bien été vu en 1814 à Paris ; mais on sait qu'à cette époque l'anatomie pathologique n'était pas encore cultivée dans une direction qui permît de résoudre la difficulté que nous signalons ici.

§ Iᵉʳ. *Lèvres, dents, langue, bouche.* — *Anal.* Il existe une parfaite analogie entre les divers enduits que revêtent la langue et les dents dans les fièvres typhoïdes et le typhus.

§ II. *Pharynx, estomac, œsophage, duodénum.* — *Anal.*

L'enduit épais et collant de l'arrière-bouche est commun au typhus et aux fièvres typhoïdes. Dans le typhus, comme dans les
fièvres typhoïdes, l'état de l'estomac est variable et ne présente
point d'altération uniforme ni caractéristique.

Diff. Les auteurs ne parlent pas d'ulcérations au pharynx ou
à l'œsophage chez les sujets morts du typhus.

§ III. *Intestin grêle.* — L'assimilation du typhus à la dothinentérie, par M. Harel du Tancrel, le gonflement des plaques de
Peyer qui aurait été observé dans le typhus par MM. Réveillé-Parise et Cruveilhier (1), les taches livides trouvées dans les tuniques
même des intestins, par J. Lanzonus sur les cadavres morts en
1729 d'une fièvre maligne épidémique qui pouvait bien être un
typhus (2), l'état inflammatoire des intestins mis au nombre des
caractères constans du typhus par Hildenbrand; les taches, le
sphacèle, la mortification, l'inflammation gangréneuse, la putridité, la suppuration des intestins dont parlent Poissonnier-Desperrières, Pringle, Hildenbrand et Chirac; l'affection forte ou
espèce d'excitation catarrhale des muqueuses intestinales signalée
dans un cas, en 1814, par Pinel; les plaques livides du canal intestinal signalées par M. Herzog, tous ces faits contribuent sans
doute à établir une forte analogie entre le typhus et les fièvres
typhoïdes sous le rapport des altérations des intestins.

Diff. Les différences qui existent entre le typhus et les fièvres typhoïdes sous le rapport des altérations de l'intestin grêle se tirent de
ce que, dans les dernières épidémies de Toulon, on n'a point vu la
lésion des plaques de Peyer (MM. Fleury, Pellicot, Keraudren,
Rochoux); M. Gasc, dans sa belle traduction de l'ouvrage d'Hildenbrand, dit aussi n'avoir point constaté cette altération sur
les sujets qu'il a ouverts soit à Wilna, soit à Dantzick. Au rapport

(1) *Anatomie pathologique du corps humain*, in-fol. avec planches coloriées.
(2) Morgagni, *epist.* 49, art. 35.

du docteur Forget (1), M. Louis aurait observé à Gibraltar une affection semblable au typhus, et dans laquelle la lésion des plaques de Peyer manquait ; enfin, il est des cas de typhus où l'on ne trouve aucune altération, Hildenbrand (2), Gillkrest (3), Horn.

On ne peut, dans le typhus, assigner divers degrés ou plusieurs formes à la lésion des plaques de Peyer, puisqu'il est probable aujourd'hui que cette lésion manque dans le typhus.

La perforation de l'intestin est une altération propre à la fièvre typhoïde et que l'on n'a point observée dans le typhus.

§ IV. *Gros intestin*. — *Anal*. Le météorisme, et l'état de corruption des gros intestins que signale Pringle, semblent établir une certaine analogie entre le typhus et les fièvres typhoïdes sous le rapport des lésions de cette partie du canal intestinal.

ARTICLE II. Lésions des organes de la respiration.

Anal. L'engorgement de la partie postérieure des poumons, la pneumonie, la rougeur des bronches, sont des altérations communes au typhus et aux fièvres typhoïdes.

Diff. Les ulcérations de l'épiglotte (Louis), l'état de splénisation du poumon (Andral), sont des altérations qui semblent propres aux fièvres typhoïdes.

ARTICLE III. Lésions des organes de la circulation.

Anal. Dans le typhus comme dans les fièvres typhoïdes nous trouvons l'altération de couleur et de consistance du cœur.

ARTICLE IV. Lésions des organes d'innervation.

Anal. L'absence d'altérations dans l'encéphale, ou bien la diversité de ces altérations ; l'inflammation, la congestion, la sup-

(1) *Médecine navale*, Paris 1832, tom. II, p. 180.
(2) *Loc. cit.*, p. 155 et suiv.
(3) *Bulletin des sc. méd.*, de Férussac, Paris, août 1829, p. 217.

puration des méninges et du cerveau; l'état de ramollissement ou d'induration de la substance cérébrale, se rencontrent également dans le typhus et les fièvres typhoïdes.

Diff. Cependant les faits actuellement connus semblent devoir faire regarder les altérations de l'encéphale comme plus constantes et plus graves dans le typhus que dans les fièvres typhoïdes.

ARTICLE V. Lésions des organes de la locomotion.

Anal. En général, dans le typhus et dans les fièvres typhoïdes, les muscles semblent conserver leur état normal.

ARTICLE VI. Lésions des organes d'absorption et de sécrétions.

§ Ier. *Ganglions mésentériques.—Anal.* L'engorgement des ganglions du mésentère a lieu dans le typhus et les fièvres typhoïdes.

Diff. Mais cet engorgement n'est pas constant dans le typhus.

§ II. *Rate. — Anal.* Dans le typhus comme dans les fièvres typhoïdes, la rate est volumineuse, engorgée de sang noir et peut-être un peu ramollie.

§ III. *Foie. — Diff.* Le foie paraît plus constamment et plus gravement altéré dans le typhus que dans les fièvres typhoïdes.

§ IV. *Organes génitaux et urinaires. —* Pas de conclusion.

ARTICLE VII. Altérations de la peau et de l'état extérieur du corps.

Anal. Dans le typhus, comme dans les fièvres typhoïdes, il y a parotides, abcès cutanés, tendance à la gangrène, aux ulcérations et à la désorganisation de la peau et des tissus; gangrène cutanée, soit spontanée, soit à la surface des vésicatoires, soit à la suite d'une compression prolongée; gangrène partielle au nez (Huxham, Callisen, Sarcone, Starck, Hildenbrand, Rœderer et Wagler, Double); des pétéchies, des sudamina; une éruption

particulière, dite typhoïde, paraissait dans le commencement de
la maladie, de couleur rosée, s'effaçant à la pression pour reparaître ensuite, avec une légère élévation au dessus du niveau de
la peau, tout-à-fait identique dans les deux cas (Chomel), passant
quelquefois inaperçue dans l'une et l'autre maladie (Rochoux).

Diff. Dans le typhus on observe plus particulièrement les parotides, le charbon (Hildenbrand) et l'anthrax (Desgenettes); dans
les fièvres typhoïdes l'éruption propre paraît du huitième au dou-
zième jour, du quatrième au septième jour dans le typhus; cette
éruption, qui est constante dans le typhus, n'existe pas constamment dans les fièvres typhoïdes; elle est plus générale et plus nom-
breuse dans le typhus (Pringle, Hildenbrand, Chomel); elle paraît
dans la période nerveuse des fièvres typhoïdes; elle disparaît, au
contraire, dans la période nerveuse du typhus; d'après M. Rochoux (1), elle constitue un exanthème morbilliforme dans le
typhus et consiste en des élevures dans la fièvre typhoïde; d'a-
près M. Chomel (*Leçons sur la fièvre typhoïde*, p. 23), cette
éruption siége à l'abdomen et à la poitrine dans cette dernière
maladie, tandis que, dans le typhus, la face et les membres en
seraient surtout affectés; enfin, les pétéchies sont rares dans la
fièvre typhoïde, très-communes dans le typhus (Chomel).

SECTION II. *Altérations des liquides.*

ARTICLE Iᵉʳ. Altérations du sang.

Anal. La couleur noire, l'état de dissolution, l'odeur fétide,
la sérosité trouble, l'état grumelé, la diminution de consistance,
et, dans quelques cas, un sédiment noirâtre et l'état couenneux
au début, établissent une analogie à peu près complète entre le
typhus et les fièvres typhoïdes sous le rapport des altérations du
sang, considérées en elles-mêmes et comparées aux résultats des
expériences et des injections putrides pratiquées sur les animaux.

(1) *Quelques réflexions sur le typhus, la dothinentérite, le choléra-morbus et leur
contagion* (*Journal universel, hebdomadaire de médecine*, Paris, 1832, t. VII,
p. 485).

Quant à l'analogie qui peut exister entre ces altérations, eu égard à leur *valeur*, ce point sera discuté dans le chapitre suivant.

ARTICLE II. Altérations de la bile.

Point de conclusions.

ARTICLE III. Altérations de l'urine.

Anal. La couleur trouble et le dépôt blanchâtre dans la guérison, la fétidité et l'état ammoniacal dans le cas de terminaison défavorable, ont également lieu dans le typhus et les fièvres typhoïdes.

ARTICLE IV. Altération des matières intestinales.

Anal. La grande abondance et la fétidité des fécès, leur mélange avec des vers, se retrouvent dans les fièvres typhoïdes, de même que dans le typhus.

ARTICLE V. Altérations du mucus.

On ne peut, à défaut de faits bien précisés, établir, sous ce rapport, ni différence ni analogie.

ARTICLE VI. Altérations de la transpiration cutanée.

Anal. Une sueur douce dans la crise et la rémission, une sueur froide et fétide dans la dernière période, appartiennent également à la fièvre typhoïde et au typhus.

ARTICLE VII. Atérations du liquide céphalo-spinal.

Anal. Dans le typhus, comme dans les fièvres typhoïdes, on a constaté la surabondance de la sérosité céphalo-spinale.

Dif. Mais, dans le typhus, les altérations de ce liquide portent moins sur sa quantité que sur ses autres propriétés, puisqu'il a été trouvé *sanieux* et *purulent* par Chirac et Pringle ; en un mot, ses altérations semblent plutôt liées aux lésions de l'encéphale, qui sont, ainsi que nous l'avons vu précédemment, plus

constantes et plus graves dans le typhus que dans les fièvres typhoïdes.

RÉSUMÉ.

Anal. Tous les organes et tous les fluides sont altérés dans le
typhus et dans les fièvres typhoïdes ; les altérations du sang sont
également graves dans les deux cas.

Diff. On peut avancer que, dans l'état actuel de la science,
l'encéphale est plus constamment et plus gravement altéré que les
intestins dans le typhus : l'inverse a lieu pour les fièvres typhoïdes.

CHAPITRE V. *Analogies et différences entre le typhus et les
fièvres typhoïdes sous le rapport de leur nature.*

SECTION Ire. *Opinions des auteurs.*

Anal. Les auteurs anciens (Galien, les Arabes, Aétius, P. Forestus) appelaient indifféremment *typhus* ou fièvre *typhode*,
les affections où il existait, suivant eux, une érysipèle du foie. La
dénomination de fièvre typhoïde a été plus particulièrement appliquée aux fièvres putrides et malignes des auteurs anciens par
M. Neumann (1), et exprime généralement aujourd'hui l'analogie qui existe entrele typhus et ces maladies (Chomel, Louis,
Fouquier, Roche, etc).

Le mot typhus signifie toute maladie aiguë avec *stupeur* et
plusieurs espèces de fièvres (Hippocrate) : il s'applique encore à
la fièvre des prisons et des hôpitaux (Pringle), à la fièvre des
camps, des vaisseaux (Poissonnier-Desperrières), à la fièvre contagieuse, à la fièvre de Hongrie observée en 1556, aux fièvres
nerveuses d'Huxham, hectiques malignes nerveuses de Willis,
maligne soporeuse de Rivière, aux fièvres nerveuses et malignes
suivant W.-G. Plouquet.

____

(1) *Journ. des progrès des sciences médicales*, 1827, vol. 5.

Cullen appelait typhus toute fièvre avec symptômes graves et danger réel.

Les humoristes des deux derniers siècles confondaient le typhus et les fièvres *putrides* et *pétéchiales* que nous appelons *graves*.

Poissonnier-Desperrières regarde comme trois espèces ou dégrés différens d'une seule et même maladie 1° la fièvre *synoche* simple, 2° la fièvre *putride* et 3° la fièvre *putride-maligne* ou *pestilentielle* qu'il propose encore d'appeler fièvre de *vaisseau*.

J. Frank range parmi les fièvres continues *typhoïdes* la *peste*, la *suette anglaise*, la fièvre *jaune*, le *typhus aigu* et le *typhus lent*.

Hildenbrand distingue à la vérité le typhus des autres fièvres, mais il n'en admet pas moins que toute fièvre, intermittente ou continue, exanthématique ou nerveuse ou putride, peut passer à l'état de *typhus* (*loc. cit.*, p. 303).

Pinel a, comme on le sait, confondu le typhus avec les fièvres *ataxiques*.

On a appelé indifféremment *typhus* et fièvre *adynamique* le typhus observé dans les diverses épidémies de 1792 à 1814 : — Aussi, suivant quelques auteurs, doit-on donner le nom de *typhus spontané* aux fièvres *ataxiques* et *adynamiques* qui constitueraient le véritable *typhus* lorsquelles règnent épidémiquement.

Trois séries de phénomènes, a dit M. Andral (1), caractérisent le typhus : une Ire fondamentale et constante annonce un trouble du système nerveux; une 2e non moins fondamentale révèle un travail morbide vers les muqueuses et la peau; une 3e secondaire et variable est caractérisée par des inflammations ou des congestions affectant plusieurs organes à des époques diverses de la maladie : eh bien! qui pourra nier l'analogie de ces phénomènes avec ceux qui appartiennent aux fièvres typhoïdes, lors même que l'on admettrait des différences, quant à la prédomi-

____

(1) *Diction. de médecine* en 21 volumes, art. typhus.

nance et à l'époque de l'apparition de ces phénomènes (ce que nous rechercherons dans la section suivante)?

Cette analogie ne trouve-t-elle pas une nouvelle force dans ces considérations de M. L. Littré (1) au sujet de la dothinentérie : que toutes les fièvres continues ont une portion essentielle de leurs conditions, soit dans le tégument interne ou les muqueuses (la dothinentérie, le typhus, la fièvre jaune, la peste, qui nous offrent des lésions anatomiques ou fonctionnelles des voies digestives), soit dans le tégument externe ou la peau (les fièvres exanthématiques, ou la variole, la rougeole, la suette miliaire); et qu'il y a, pour ainsi dire, échange continuel entre les conditions de ces deux espèces de fièvres : c'est ainsi que les éruptives ont leurs ramifications vers les muqueuses la dothinentérie ses papules rosés, le typhus son éruption cutanée, et la peste ses pétéchies.

Enfin, on a tour à tour rapporté la cause première du typhus et des fièvres typhoïdes à l'altération ou la putridité ou la fermentation du sang et des autres humeurs, à la débilité musculaire et animale, à la diminution des forces vitales, à l'inflammation du cerveau, à une conditition spécifique, à leur caractère exanthématique.

Diff. Hildenbrand différencie tout-à-fait le typhus et les fièvres typhoïdes. Pour lui le typhus est distinct des fièvres *maligne, nerveuse, asthénique, putride, ardente, bilieuse*, à cause de son caractère contagieux et de ses symptômes spéciaux ; il admet, il est vrai, que toute fièvre intermittente ou continue, gastrique, inflammatoire, exanthématique, nerveuse ou putride, peut passer à l'état de typhus (*ouv. cité*, p. 303).

Le typhus et les fièvres typhoïdes ont aussi été regardés comme des maladies différentes par F. de Sauvages, P. Frank.

M. Rochoux admet la même différence, sous le rapport anatomo-pathologique, qu'entre l'*érysipèle* et le *furoncle*, bien qu'il

____

(1) *Diction. de médecine*, 2ᵉ édit.

reconnaisse que l'exanthème intestinal peut compliquer le typhus.

Suivant M. Bouillaud, il y a défaut d'identité à une certaine période de ces maladies, puisque le typhus est certes plus grave que la fièvre adynamique dans laquelle les altérations intestinales sont cependant plus fortes.

Je ne sache pas que M. Bretonneau ait une opinion bien arrêtée sur les analogies et les différences qui peuvent exister entre le typhus et les fièvres typhoïdes.

Nous ferons ici cette double remarque générale : que les fièvres typhoïdes ont été rapportées par beaucoup d'auteurs à l'inflammation ou à une autre altération des organes, tandis qu'on a eu toujours recours à la lésion du sang ou des autres fluides pour expliquer le typhus ; et que, d'un autre côté, si l'on a raison d'admettre dans ces maladies et l'altération des organes et la lésion des liquides, ces altérations sont bien loin d'avoir la même *valeur* dans les deux cas, ainsi que nous le verrons dans la section suivante.

SECTION II. *Valeur des altérations.*

ARTICLE Ier. Valeur des altérations *du* conduit digestif (parties contenantes et parties contenues).

§ Ier. *Langue, bouche.* — *Anal.* Les altérations de la langue, des lèvres et des dents, sont les mêmes et également *secondaires* dans le typhus et les fièvres typhoïdes.

§ II. *Pharynx, œsophage, estomac, duodénum.* — *Anal,* La valeur des altérations de ces parties est la même dans le typhus et dans les fièvres typhoïdes.

§ III. *Intestin grêle.* — *Anal.* Hildenbrand place parmi les caractères constants du typhus l'état inflammatoire des intestins qui ne manquerait jamais tout-à-fait et dont on trouverait toujours des traces dans les cadavres (*ouvr. cité*, p. 67).

Dif. Il est douteux que, dans le typhus, l'altération de l'intestin grêle porte principalement sur les follicules ou plaques de
Peyer, qu'elle existe dès le début et suive les progrès de la maladie, ainsi que cela a lieu dans les fièvres typhoïdes : aussi , sous
ce rapport, a-t-on admis entre le typhus et les fièvres typhoïdes
la même différence qu'entre l'*érysipèle* et le *furoncle* (Rochoux).

§ IV. *Gros intestin*. — Pas de conclusion.

§ V. *Matières contenues dans le tube digestif.* — *Anal.*
Dans le typhus, comme dans les fièvres typhoïdes, les selles cadavéreuses représentent une altération liée à celle du sang et *secondaire ;* mais souvent aussi cette diarrhée peut être *critique.*

ARTICLE II. Valeur des altérations des organes de la respiration.

nal. Dans le typhus comme dans les fièvres typhoïdes , les
altérations des organes de la respiration sont *secondaires, concomitantes* ou *accidentelles.*

ARTICLE III. Valeur des altérations des organes de la circulation et du sang.

Anal. On découvre une grande analogie entre le typhus et les
fièvres typhoïdes sous le rapport de la valeur des altérations du
sang : c'est ainsi que, suivant les médecins de l'école de Cos,
Praxagore en particulier, toutes les fièvres tiraient leur origine de
la *putridité* des *humeurs.* « Quelle que soit la cause qui produit
une fièvre, a dit Pringle (1), si cette fièvre dure long-temps, elle
corrompt les *humeurs,* affecte le cerveau et les nerfs à peu près
de la même manière que celles qui tirent leur origine de l'*infection.* » Hildenbrand admet aussi (2) que toute fièvre intermittente ou continue peut passer à l'état de typhus.

____

(1) Loc. cit., t. II , p. 106.
(2) Loc. cit., p. 303.

Ce n'est donc pas sans raison que l'on a appelé la fièvre typhoïde *typhus abdominal* (abdominal typhus et nervoses
Schleimfieber de Schönlein et des Allemands, typhus fever des
Anglais), en sorte que, sous ce rapport le typhus serait une fièvre
putride *épidémique* et la fièvre typhoïde une fièvre putride
sporadique.

Dif. Il résulte des expériences de Fourcroy (1) que la mort
était subite chez les animaux lorsqu'il mêlait *directement* au sang
des matières *putrides*, tandis que la mort ne survenait que trèslentement lorsqu'il faisait l'injection dans le tissu cellulaire de l'animal : or, dans la fièvre typhoïde, la mort survient ordinairement dans la dernière période et n'a jamais été vue survenir
avant le 5ᵉ jour de maladie, ce qui a été observé dans le typhus:
donc l'altération du sang est *secondaire* dans la fièvre typhoïde,
primitive dans le typhus.

Dans la fièvre typhoïde les phénomènes de putridité sont
consécutifs à une phlegmasie, et la cause de la putridité du
sang est locale et dans l'intérieur de l'organisme, tandis que dans
le typhus l'altération du sang provient d'une cause générale et
placée en dehors de l'individu : aussi, d'après Hildenbrand le typhus *spontané* est-il toujours *secondaire*, c'est-à-dire, ne peut
se développer que dans un corps *déjà malade*, tandis que le typhus *communiqué* est une affection toujours *primitive*.

ARTICLE IV. Valeur des altérations des organes de l'innervation et du liquide
céphalo-spinal.

Anal. Si on a voulu rapporter les fièvres typhoïdes aux altérations des centres nerveux (Fr. Hoffmann, J.-P. Frank,
Serres, Chaussier, Ollivier), on a de même attribué le
typhus à l'affection du système nerveux (Pringle, Brown,
W. Hufeland, Hildenbrand, Broussais); les altérations ont

(1) *Mém. de la société royale de méd.*, in 4°, année 1782-83, p. 498 et suiv.

donc une grande valeur dans la production des symptômes du typhus et des fièvres typhoïdes. Nous en dirons autant des altérations du liquide céphalo-spinal.

Diff. Mais si l'on prend en considération que les lésions du système nerveux sont plus *graves* et plus *constantes* dans le typhus, et que les altérations du liquide céphalo-spinal portent seulement sur sa quantité dans les fièvres typhoïdes, au lieu que, dans le typhus, ce liquide est plutôt altéré dans ses autres propriétés, on devra regarder les altérations du système nerveux et du liquide céphalo-spinal comme *primitives* dans le typhus, comme *secondaires* dans l'autre cas.

ARTICLE V. Valeur des altérations des organes de locomotion, d'absorption, de sécrétion et d'excrétion, de la bile, de l'urine et de la sueur.

§ Ier. *Muscles.* — *Anal.* Dans le typhus comme dans les fièvres typhoïdes, les altérations des muscles sont *secondaires* et constituent une lésion de nutrition.

§ II. *Ganglions mésentériques.* — *Anal.* Ils ont été trouvés engorgés dans le typhus et dans les fièvres typhoïdes.

Diff. Leur engorgement dans les fièvres typhoïdes est *primitif;* on ne peut déterminer sa valeur véritable dans le typhus.

§ III. *Rate.* — *Anal.* Les altérations de la rate sont secondaires dans les deux cas.

§ IV. *Foie et bile.*—*Anal.* Les altérations du foie et de la bile sont également *secondaires* dans le typhus et les fièvres typhoïdes.

Diff. Cependant ces altérations semblent jouer un rôle plus spécial et plus important dans le typhus.

§ V. *Reins et urine.* — *Anal.* L'altération des urines est secondaire et quelquefois critique dans le typhus et dans les fièvres typhoïdes.

§ VI *Peau et sueur*. Les diverses altérations et éruptions de la peau, celles de la sueur (qu'elle soit douce, critique et abondante dans la guérison, ou qu'elle devienne froide, fétide et visqueuse dans la terminaison par la mort), sont également des altérations *secondaires* dans le typhus et dans les fièvres typhoïdes.

RÉSUMÉ.

Anal. Tous les organes et tous les liquides sont altérés dans le typhus et dans les fièvres typhoïdes, principalement le sang et le système nerveux.

Sont également *secondaires* dans le typhus et dans les fièvres typhoïdes les altérations de la langue, de la bouche, du pharynx, de l'œsophage, de l'estomac, du duodénum, des fèces, de la rate, du foie et de la bile, des muscles, de l'urine, de la peau et de la sueur, des organes respiratoires.

Dans le typhus, comme dans les fièvres typhoïdes, les symptômes adynamiques sont dus à l'altération prédominante du sang, les symptômes d'ataxie dépendent de la lésion prédominante des centres nerveux, et ces deux ordres de symptômes réunis sont subordonnés à la lésion simultanée de ces deux systèmes généraux, le sang et le système nerveux.

Diff. Les altérations de l'intestin grêle sont plus graves et *primitives* dans les fièvres typhoïdes; dans les typhus, leur valeur n'est pas bien déterminée.

Les lésions du sang et du cœur, du centre cérébro-spinal et du liquide céphalo-rachidien sont *primitives* dans le typhus, tandis que, dans les fièvres typhoïdes, ces altérations nous ont semblé devoir être considérées comme *secondaires*.

CHAPITRE VI. *Analogies et différences sous le rapport d traitement*.

Les moyens les plus variés et dont le mode d'agir est le plus opposé, les antiseptiques et les spécifiques dans le but de neutraliser ou d'expulser la cause présumée de la maladie, ont été également mis en usage dans le typhus et dans les fièvres typhoïdes, depuis la méthode dite d'expectation jusqu'aux toniques et aux excitans directs les plus actifs.

SECTION Ier. *Des divers moyens de traitement.*

ARTICLE Ier. Traitement curatif général.

§ Ier. *Moyens évacuans* (vomitifs, purgatifs).—*Anal.* Dans le typhus, comme dans les fièvres typhoïdes, on a également conseillé et mis en usage les évacuans dans le but de favoriser les urines ou l'expulsion du principe morbide, le calomel, les vomitifs et les doux purgatifs ou minoratifs dès le début de la maladie, l'ipécacuanha à haute dose uni à un grain d'émétique (Cullen, Sarcone, Hildenbrand, Puchelt d'Heildelberg); l'usage des drastiques a été également blâmé dans les deux cas.

Diff. L'opportunité des vomitifs dès le début de la maladie paraît plus évidente dans le typhus que dans les fièvres typhoïdes où, dans la majorité des cas, l'on borne, actuellemement du moins, leur indication aux seuls cas d'embarras gastrique.

§ II. *Moyens antiphlogistiques.* — *Anal.* La saignée, les antiphlogistiques modérés, les boissons adoucissantes, rafraîchissantes et acidules, ont été également mis en usage et conseillés contre le typhus et les fièvres typhoïdes.

Diff. Cependant les antiphlogistiques ne conviennent qu'accidentellement dans le typhus, dont ils ne peuvent faire la base du traitement, comme dans quelques cas de fièvres typhoïdes.

§ III. *Traitement par les toniques.*—*Anal.* Dans le typhus, comme dans les fièvres typhoïdes, les toniques sont surtout indiqués dans la dernière période de la maladie ; leur usage a été tour à tour exagéré et trop restreint. Les principales substances administrées comme toniques ont été le quinquina, le vin, l'alcool, les acides minéraux, la serpentaire de Virginie, l'esprit de Mindérérus.

Diff. L'altération du sang étant *primitive* dans le typhus, ainsi que nous l'avons dit dans le chapitre précédent, il est rationnel qu'on administre les toniques à une période plus rapprochée du début que dans les fièvres typhoïdes, où cette altération n'est le plus souvent que *secondaire.*

§ IV. *Antispasmodiques, calmans.—Anal.* Dans le typhus, comme dans les fièvres typhoïdes, c'est surtout lorsque la forme et la surexaltation nerveuse ou ataxique prédominent, que l'on a donné comme antispasmodiques le camphre, le musc, les éthers, l'opium, etc. ; les bains tièdes, l'immersion, les affusions et les applications d'eau froide, ont aussi fait partie du traitement dans les deux cas.

Diff. L'immersion, les lotions et les affusions froides, ont surtout été mises en usage dès le début du typhus (périodes inflammatoire et d'opportunité), tandis que c'est dans une période plus avancée (troisième période) des fièvres typhoïdes que les mêmes moyens ont été employés.

§ V. *Révulsifs, stimulans cutanés.—Anal.* Dans le typhus, comme dans les fièvres typhoïdes, les révulsifs cutanés sont préférables après la première période, les sinapismes et les vésicatoires promenés sur différentes régions cutanées, ont plus d'avantages que les vésicatoires à demeure; les simples rubéfians et le raifort sauvage doivent être préférés aux cantharides (Pison, Selle, Hildenbrand).

Diff. On a plus particulièrement, dans le typhus, appliqué les révulsifs dès le début comme moyen préservatif, et les vésicatoires à la nuque et sur la tête, ce dont on n'a point fait un précepte dans le traitement des fièvres typhoïdes.

§ VI. *Moyens dits spécifiques. — Anal.* On a également

conseillé ou mis en usage dans les deux maladies, comme moyens spécifiques, les antiseptiques, les toniques, les sudorifiques, le quinquina, les acides étendus, le mercure, le chlore, les chlorures et l'acétate d'ammoniaque.

§ VII. *Méthode dite expectante.* — *Anal.* On a également conseillé l'expectation dans le typhus et les fièvres typhoïdes, en se fondant sur les seuls efforts de la nature et sur l'efficacité des crises.

ARTICLE II. Traitement curatif local ou des accidens et complications.

Anal. Dans le typhus, comme dans les fièvres typhoïdes, on a combattu les inflammations locales par les antiphlogistiques modifiés suivant le siége de ces phlegmasies, par les saignées locales et par les révulsifs, la pneumonie qui survient dans les dernières périodes par les révulsifs, les hémorrhagies par les acides minéraux et les topiques acidules, les parotides par des applications révulsives, le météorisme par les alcalins, la diarrhée chronique par les opiacés, les plaies résultantes d'un décubitus prolongé par les soins et une extrême propreté, l'exacerbation périodique des accidens par le quinquina, les accidens cérébraux par les fomentations et les affusions froides sur la tête, la faiblesse qui se prolonge durant la convalescence par les toniques.

ARTICLE III. Traitement diététique, hygiénique, et préservatif.

§ Iᵉʳ *Traitement diététique.* — *Anal.* Dans le typhus, comme dans les fièvres typhoïdes, il faut donner des alimens choisis et de facile digestion ; des crêmes d'orge et de riz, augmenter la quantité des alimens et donner un peu de vin généreux dans la convalescence.

Diff. Dans les fièvres typhoïdes, la diète absolue est de rigueur dans la première, et quelquefois jusque dans la 2ᵉ période ; tandis que, d'après Hildenbrand, on doit nourrir avec les crêmes d'orge et de riz, les panades, dans la période inflammatoire, avec les consommés, les soupes et le vin vieux, dans la période du typhus.

§ II. *Traitement hygiénique.* — *Anal.* La plupart des moyens hygiéniques que réclame le typhus s'appliquent également aux fièvres typhoïdes; ainsi, on a recommandé dans les deux cas d'éviter l'air humide et non renouvelé, ou vicié par les émanations d'hommes sains ou malades entassés dans des lieux trop étroits, d'établir des feux dans l'atmosphère, de renouveler l'air ou de l'assainir avec les chlorures, de transporter les malades dans des habitations plus spacieuses, de faire souvent changer le malade de position, de ne point entourer de rideaux le lit des malades que l'on aura soin de ne point laisser dans une alcôve, de tenir les malades dans une extrême propreté, de leur prodiguer les soins les plus affectueux, d'éloigner tout ce qui pourrait troubler la tranquillité de l'esprit, etc.

§ III. *Traitement préservatif.* — *Anal.* La stricte observation des règles hygiéniques tracées plus haut, le soin de prévenir l'entassement des individus et les autres causes de maladie, les désinfectans avec les fumigations aromatiques, le chlore et les chlorures, font également partie des moyens prophylactiques ou préservatifs du typhus et des fièvres typhoïdes.

Diff. Le traitement préservatif des fièvres typhoïdes consiste uniquement dans les moyens propres à prévenir le développement de ces maladies; tandis que dans celui du typhus, on se propose de prévenir, non seulement son développement primitif, mais encore sa transmission ou sa propagation.

SECTION II°. *Traitement basé sur la valeur des altérations et sur les divers·s formes· et périodes dès deux maladies.*

ARTICLE I°ʳ. Traitement dans la 1ʳ° période·et dans la forme·inflammatoire.

Anal. On a également recommandé dans cette période du· typhus et des fièvres typhoïdes les antiphlogistiques modérés, la· saignée contre toute inflammation locale prédominante, les boissons tièdes·et adoucissantes, l'air frais et renouvelé, les lotions· fraîches, les doux laxatifs, le vomitif comme diaphorétique à cause·de la secousse qu'il occasione à la peau, les éméto-purgatifs dans le cas d'embarras gastrique·et comme pouvant évacuer. la cause présumée de·la maladie (la bile)..

Diff. Le régime conseillé par Hildenbrand dans cette période du typhus·est·bien moins sévère que celui des fièvres typhoïdes ;. au contraire le régime antiphlogistique est plus impérieusement recommandé dans les fièvres typhoïdes que dans le typhus où il n'est réellement·prescrit que contre·les inflammations locales prédominantes..

ARTICLE II. Traitement dans la 2° période, dè délire·ou dè faiblésse, d'ataxie ou dè prostration.

Anal. Dans le typhus, comme dans les fièvres typhoides, les· principaux·moyens thérapeutiques, mis en usage dans cette période, consistent dans les·toniques, et ont été dirigés contre l'altération du· sang ; c'est ainsi·que, dans les deux cas, on· a conseillé l'usage des chlorures, de l'acétate d'ammoniaque, des évacuans, des révulsifs, des boissons abondantes et humectantes, des soins moraux, d'une propreté extrême, et en particulier contre la forme adynamique, du quinquina, du vin et des· chlorures; et, contre la forme ou l'état ataxique, des révulsifs, des bains et des antispasmodiques..

ARTICLE III. Traitement dans les dernières périodes (de rémission ou d'exacerbation et de la convalescence).

Anal. L'usage du vin, des toniques, d'un exercice modéré, et des moyens thérapeutiques que réclament les accidens, suites et complications dont nous avons parlé précédemment (section 1re, article 2), font également partie du traitement du typhus et des fièvres typhoïdes arrivés à leurs dernières périodes.

RÉCAPITUL

Des analogies et des différences qui e

CAUSES.	SYMPTOMES.	MARCHE, DURÉE, PRONOST COMPLICATIONS, TERMINAI
Analogies. Le typhus et les fièvres typhoïdes atteignent principalement les sujets jeunes ou d'un âge moyen, d'une constitution affaiblie ou détériorée par les privations et les chagrins, nouvellement arrivés, et non encore acclimatés dans les grandes villes ou à bord des bâtimens ; l'encombrement, le défaut d'aération, les émanations putrides, l'humidité prolongée, les saisons chaudes et humides, les alimens de mauvaise qualité, les eaux corrompues, une nourriture insuffisante, la nostalgie, les affections morales tristes, sont encore des conditions de développement de ces maladies qui n'attaquent, en général, qu'une seule fois le même individu et qui sont souvent épidémiques. *Différences.* La fièvre typhoïde est plutôt sporadique qu'épidémique ; il n'est pas démontré qu'elle soit contagieuse. Il paraît que le typhus peut atteindre plus d'une fois le même individu ; il affecte tous les âges ; le sexe féminin est plus exposé à contracter le typhus communiqué (Hildenbrand) ; l'encombrement et les émanations putrides concourent plus particulièrement au développement du typhus ; certes il y a de l'analogie sous le rapport des causes hygiéniques ou atmosphériques entre le typhus et les fièvres typhoïdes ; mais dans le typhus, ces causes agissent avec plus d'intensité et s'étendent à un plus grand nombre d'individus à la fois, à une prison, un camp, un hôpital, un vaisseau.	*Analogies.* De grandes analogies existent entre le typhus et les fièvres typhoïdes sous le rapport du nombre des périodes et des symptômes observés dans ces diverses périodes : nous en dirons autant des symptômes fournis par chaque fonction en particulier : la stupeur est le caractère spécial et prédominant au milieu de tous ces symptômes; aussi a-t-on désigné les fièvres typhoïdes sous le nom de typhus spontané. *Différences.* Dans la période d'invasion du typhus, les symptômes indiquent un trouble plus marqué du côté du sytème nerveux. Dans la période inflammatoire, la douleur et le gargouillement dans la région iléocœcale, le râle muqueux de la poitrine, sont des symptômes particuliers à la fièvre typhoïde. Dans la même période, le typhus offre, comme symptômes spéciaux, la douleur et la tension de l'hypochondre droit ; dans la période nerveuse, l'éruption propre ou typhoïde disparaît dans le typhus, et se montre le plus souvent, au contraire, pour la première fois dans cette période des fièvres typhoïdes. Dans la quatrième période, on observe dans la fièvre typhoïde seulement, la terminaison par la mort due à la péritonite qui suit la perforation de l'intestin. Dans la convalescence, les suites et les accidens consécutifs sont plus graves et plus longs pour le typhus. Dans le typhus, la stupeur est plus prononcée et a lieu dès le début, tandis que pour les fièvres typhoïdes, c'est principalement dans la deuxième période qu'elle a son maximum d'intensité. Pour les autres différences relatives aux éruptions cutanées, voir plus loin l'anatomie-pathologique.	*Analogies.* Dans les fièv phoïdes et dans le typhus, l die a une marche continu redoublemens le soir et la nui durée est, en général, déte Le pronostic est grave abso parlant, moins grave chez nes sujets, plus grave dans nières périodes; les signes f sont les mêmes (surdité, d parotides dès le début) ; les favorables sont aussi les mêm phorèse, diarrhée, urine sé teuse, parotides, comme phé nes critiques). Les suites son que les complications, pour part, les mêmes (plaies gangré vers, météorisme, perte de moire, surdité, affaiblisseme sens. *Différences.* Dans le typh marche est plus rapide, et la moins longue que dans les typhoïdes, où l'on n'a jamai mort survenir avant le quatriè le cinquième jour, ce qui a é servé dans le véritable typh perforation de l'intestin et la nite qui lui est consécutive, tuent, dans les fièvres typh une complication qui ajoute coup à la gravité du pronost peut même devenir une cau mort, toutes circonstances qui pas lieu dans le typhus.

AIRÉ

le typhus et les fièvres typhoïdes.

ATOMIE PATHOLOGIQUE.	NATURE.	TRAITEMENT.

nlogies. Dans le typhus comme les fièvres typhoïdes, l'enduit nts, de la langue et de l'arrière- e est le même ; les altérations stomac ne sont point unifor- les plaques ou follicules de de l'intestin grêle, seraient ment affectés, ainsi, du moins, ela semble résulter de quel- opinions empruntées, au sujet phus, à Pringle, Chirac, Mor- , Poissonnier, Hildenbrand, , Herzog, Réveillé-Parise; les s des gros intestins, du cœur et oumons, de l'encéphale, de la des ganglions mésentériques, pour la plupart, les mêmes ; la présente une éruption propre, phoïde et d'autres éruptions iunes à d'autres maladies ; le l'urine, la sueur et les fèces ltérés dans leur propriétés phy- s ; le liquide céphalo-spinal est ondant.

fférences. Dans le typhus : les ations au pharynx et à l'œso- e n'ont pas été signalées ; a point constaté la lésion des ies de Peyer qui manquerait nt MM. Gasc, Keraudren, Fleu- Pellicot, Gilkrest, Rochoux, ; on n'a observé ni la perfo- intestinale, ni les ulcérations épiglotte, ni la splénisation du ion, ni l'engorgement constant ganglions du mésentère ; les al- ions de l'encéphale et du foie plus graves et plus constantes ; arotides, le charbon et les pé- es sont plus communs ; le li- céphalo-spinal est moins altéré en quantité que dans ses autres riétés. — Dans les fièvres ty- les l'éruption propre ou ty- le paraît plus tard, est moins rale, moins constante, et n'a le même siége que dans le ty-

Analogies. Les dénominations de fièvres typhode et typhoïde ont été regardées comme synonymes du mot typhus qui a d'abord signifié toute maladie aiguë avec stupeur. Le ty- phus et les fièvres typhoïdes ont été rapportés par un grand nombre d'auteurs à une cause première iden- tique, et ont encore été regardées comme des espèces ou des degrés d'une même affection. — Sont égale- ment secondaires dans le typhus et les fièvres typhoïdes les altérations de la langue, de la bouche, du pharynx, de l'œsophage, de l'esto- mac, du duodénum, du foie, de la rate, des muscles, de la peau, des organes respiratoires ; sont égale- ment secondaires et quelquefois cri- tiques les altérations de la bile, des fèces, de l'urine et de la sueur. On peut, dans les deux cas, expliquer la prédominance des symptômes or- ganiques par l'altération prédomi- nante du sang et rapporter la forme ataxique à la lésion prédominante des centres nerveux.

Différences. Beaucoup d'auteurs ont regardé le typhus et les fièvres typhoïdes comme des maladies dif- férentes, ou n'ont pas fait jouer le même rôle aux altérations du sang dans les deux cas. — L'altération des intestins grêles, dans les fièvres ty- phoïdes, a un siége spécial, com- mence avec la maladie et en suit le cours, et il n'est pas prouvé qu'il en soit ainsi pour le typhus. Les lésions du sang et des centres nerveux sont *primitives* dans le typhus, elles sont *secondaires* dans les fièvres typhoï- des. L'altération du sang, primitive dans le typhus, reconnaît une cause placée en dehors de l'organisme ; dans les fièvres typhoïdes (appelées à cause de cela typhus abdominal), la lésion intestinale représente le foyer d'infection qui altère secon- dairement le sang.

Analogies. On a également pro- posé ou mis en usage dans le typhus et dans les fièvres typhoïdes, les moyens les plus divers et les plus opposés ; les doux évacuans pour expulser le principe morbide, les antiphlogistiques modérés, les ra- fraîchissans et les acidules, les to- niques dans la dernière période ; les antispamodiques, les bains tièdes ou les applications froides contre la forme ataxique ; les rubéfians et les révulsifs cutanés après la première période ; l'expectation ; les mêmes moyens spécifiques et propres à com- battre les complications ; les mêmes moyens hygiéniques et désinfectans ; les boissons adoucissantes, l'air frais, les doux évacuans et les antiphlogis- tiques modérés dans la période in- flammatoire ; le vin, le quinquina et les chlorures dans la forme adyna- mique ; les bains, les révulsifs, les antispasmodiques, contre la forme ataxique ; le vin, les toniques, l'ex- ercice, etc., dans la convalescence.

Différences. Le vomitif, les toni- ques, les révulsifs, les applications froides, conseillés dès le début du typhus, seraient plus convenables dans la dernière période des fièvres typhoïdes. — La diète serait moins rigoureuse dans le typhus (Hilden- brand). — Le traitement antiphlo- gistique, et la privation absolue d'alimens sont moins indiqués dans la période inflammatoire du typhus que dans la même période des fièvres typhoïdes. — Le traitement prophy- lactique du typhus comprend, ou- tre les moyens hygiéniques con- seillés comme préservatifs des fiè- vres typhoïdes, ceux propres à em- pêcher la transmission du typhus une fois développé.

APPENDICE : Résumé des observations de 74 malades atteints de fièvres typhoïdes et traités par des méthodes thérapeutiques diverses.

N°	NOM, SEXE DES MALADES.	AGE	PROFESSION.	DATE DE L'ENTRÉE.	DURÉE DU SÉJOUR A PARIS.	DURÉE DE LA MALADIE A L'ENTRÉE.	SYMPTÔMES PRÉDOMINANS	MOYENS DE TRAITEMENT.	TERMINAISON.	DURÉE DE LA MALADIE.	ANATOMIE PATHOLOGIQUE. REMARQUES PARTICULIÈRES.
1	François, homme.	24	Domestique.	19 mars 1829.	ignorée.	21 jours.	Ataxo-adynamiques.	Antiphlogistiques modérés au début, légers toniques à la fin. Révulsifs.	mort 28 mars.	1 mois.	Ramollissement de tous les tissus qui sont dans un état voisin de la putréfaction. Poumons engoués en arrière. Cœur flasque contenant du sang très-fluide. Péritonite partielle dans la région iliaque droite ; perforation intestinale au centre de deux ulcérations ; une dizaine de ces ulcérations existe à la fin de l'iléon où la muqueuse détachée dans une étendue égale à la paume de la main, n'existait plus que par lambeaux flottans. Muqueuse gastrique ramollie dans le grand cul-de-sac. Rate et foie volumineux et gorgés de sang fluide. Cerveau légèrement piqueté.
2	Tragitte, h.	22	Charbonnier.	22 mars 1829.	15 j.	15 j.	Ataxo-adynamiques.	Antiphlogistiques modérés. Adoucissans. Révulsifs cutanés	mort 31 mars.	23 jours.	Tout-à-fait à la fin de l'iléon et dans l'étendue de deux pouces ; teinte grisâtre de la muqueuse offrant l'aspect d'une barbe récemment faite ; muqueuse noirâtre dans le cœcum, ramollie et arborisée par plaques dans le colon transverse et à la fin de l'S iliaque. Rate tuméfiée et ramollie. Couleur rosée du mésocéphale.
3	Chesnay, h.	21	Commiss°.	29 déc. 1828.	3 m. 15 j.	8 j.	Adynamiques.	Traitement de l'obs. 2	sorti 28 janvier 1829.	1 m.	
4	André, femme.	43	Couturière.	5 janvier 1829.	3 m.	21 j.	Ataxo-adynamiques.	Traitement de l'obs. 2	morte 19 janvier.	35 j.	Rougeur foncée avec arborisations nombreuses, dans l'étendue d'un pied, vers la terminaison du grêle intestin. Rate volumineuse, mais non ramollie. Aucune autre altération dans le canal intestinal.
5	Legras, h.	30	Jardinier.	5 février 1829.	5 m.	15 j.	Adynamiques.	Traitement de l'obs. 2	sorti 30 mars.	2 m. 10 j.	Le retour à la santé a coïncidé avec une éruption furonculeuse à l'abdomen.
6	Guillault, f.	30	Couturière.	26 janvier 1829.	ignorée.	11 j.	Adynamiques.	Traitement de l'obs. 2	morte 11 février.	26 j.	Une quinzaine de plaques gaufrées dans le tiers inférieur de l'intestin grêle ; tuméfaction de quelques uns des follicules de Brunner ; muqueuse rouge et injectée aux endroits correspondans aux plaques gaufrées, et dans les gros intestins.
7	Louvet, h.	24	Teinturier.	16 janvier 1829.	4 m.	8 j.	Ataxo-adynamiques.	Traitement de l'obs. 1	sorti 13 mars.	2 m. 5 j.	
8	Charriée, f.	27	Ouvrière.	2 mars 1829.	5 ans.	8 j.	Ataxo-adynamiques.	Vomitif. Antiphlogistiques modérés. Vésicatoires aux jambes.	morte 18 mars.	24 j.	Pneumonie double au troisième degré. Rougeur et ramollissement de la muqueuse gastrique dans le grand cul-de-sac. Rougeur uniforme du tiers inférieur de l'iléon qui présente dans l'étendue de deux pouces avant la valvule iléo-cœcale une éruption dothinentérique. Rate tuméfiée et ramollie.
9	Devaux, f.	18	Domestique.	4 déc. 1828.	1 m.	4 j.	Adynamiques.	Traitement de l'obs. 2.	sortie 7 février.	2 m. 7 j.	
10	Humbert, h.	20	Palfrenier.	16 janvier 1829.	1 m.	15 j.	Ataxiques.	Traitement de l'obs. 1.	sorti 25 février.	1 m. 25 j.	
11	Delanois, h.	23	Garçon m⁴ de vin.	13 janvier 1829.	4 ans.	13 j.	Adynamiques.	Antiphlogistiques légers. Emolliens.	sorti 16 février.	1 m. 15 j.	
12	Vidal, h.	18	Fumiste.	8 février 1827.	6 ans.	8 j.	Ataxo-adynamiques.	Antiphlogistiques Emolliens acidulés. Révulsifs.	mort 17 février.	17 j.	Hépatisation grise à la base du poumon droit. Muqueuse gastrique grisâtre et ramollie. Une quinzaine d'ulcérations occupant les follicules de Peyer dans le tiers inférieur de l'iléon. Rate doublée de volume et ramollie. Infiltration séreuse des méninges. Substance cérébrale piquetée.
13	Pinson, h.	24	Menuisier.	8 février 1827.	ignorée.	15 j.	Adynamiques.	Adoucissans. Emolliens.	sorti 23 février.	1 m.	
14	Calot, h.	19	Serrurier.	1ᵉʳ février 1827.	ignorée.	8 j.	Ataxo-adynamiques.	Antiphlogistiques modérés au début ; ensuite révulsifs sur les membres et toniques à l'intérieur.	mort 14 février.	22 j.	Muqueuse gastrique détruite dans un grand nombre de points du grand cul-de-sac. aspect d'une gelée rougeâtre dans les points non ulcérés. Dans le tiers inférieur de l'intestin grêle existent quinze plaques, occupant les follicules de Peyer, dont une seule présente une injection sanguine. Substance cérébrale piquetée.
15	Morelle, h.	18	Chapellier.	14 mars 1829	ignorée.	6 j.	Ataxo-adynamiques	Antiphlogistiques modérés Adoucissans Révulsifs à l'extérieur.	mort 31 mars.	1 m.	Muqueuse gastrique brunâtre opaque et ramollie dans la région splénique. Follicules de Peyer tuméfiés et ramollis à la fin de l'iléon. Points pneumoniques disséminés en arrière et en bas du poumon droit. Injection piquetée de la substance cérébrale.

Suite de l'APPENDICE : Résumé des observations de 74 malades atteints de fièvres typhoïdes et traités par des méthodes thérapeutiques diverses.

NUMÉRO des malades.	NOM, SEXE des MALADES.	AGE.	PROFESSION.	DATE DE L'ENTRÉE.	DURÉE DU SÉJOUR À PARIS.	DURÉE DE LA MALADIE À L'ENTRÉE.	SYMPTOMES PRÉDOMINANS.	MOYENS DE TRAITEMENT.	TERMINAISON.	DURÉE DE LA MALADIE.	ANATOMIE PATHOLOGIQUE. REMARQUES PARTICULIÈRES.
16	Vincent, h.	24	Maçon.	26 janvier 1827.	ignorée.	15 j.	Ataxiques.	Traitement de l'observation 15.	sorti 11 février.	1 mois.	
17	Pinaud, h.	20	Boulanger.	14 mars 1827.	récente.	ignorée.	Ataxo-adynamiques.	Traitem. de l'obs. 14.	mort 17 mars.	indé-terminée.	Dans la partie inférieure de l'iléon, ainsi que dans le cœcum et les gros intestins, on trouve des plaques gaufrées offrant les quatre degrés suivans : injection, épaississement, ramollissement, ulcération ; arborisations nombreuses entre les plaques. Ganglions mésentériques gonflés, roses à l'extérieur. Rate tuméfiée et ramollie. Follicules de Brunner tuméfiés et saillans. Sang pur dans le gros intestin. Sang très-fluide et noirâtre dans les cavités du cœur.
18	Claire, f.	17	Lingère.	27 janvier 1827.	ignorée.	7 j.	Adynamiques.	Antiphlogistiques. Adoucissans. Révulsifs.	sortie 24 février.	1 m. 4 j.	
19	Rose, b.	19	Bonnetier.	9 avril 1829.	14 m.	8 j.	Adynamiques.	Antiphlogistiques modérés. Adoucissans.	mort 3 mai.	1 m. 3 j.	Point d'altération dans l'intestin grêle. Muqueuse du cœcum noirâtre, non autrement altérée. Arborisations et ramollissement de la muqueuse des colons ascendant et transverse. Rate volumineuse et médiocrement friable. État de splénisation du poumon droit en arrière.
20	Inconnu, h.	22	Ferblantier.	4 avril 1829.	6 m.	1 m. 15 j.	Adynamiques.	Adoucissans. Emolliens.	mort 15 avril.	1 m. 26 j.	Bronchite. A la fin de l'iléon, ulcérations nombreuses dont quelques unes avaient mis à découvert les tuniques musculeuse et péritonéale. Muqueuse intestinale pâle ou bleuâtre entre les ulcérations.
21	Inconnu, h.	20	Charpentier.	4 avril 1829.	1 m. 12 j.	8 j.	Ataxo-adynamiques.	Traitem. de l'obs. 14.	sorti 19 juin.	2 m. 23 j.	
22	Inconnue, f.	17	Domestique.	28 mars 1829.	1 an.	3 j.	Adynamiques.	Traitem. de l'obs. 15.	sortie 27 avril.	1 m. 2 j.	
23	Breton, h.	17	Paveur.	16 mars 1827.	1 an.	5 j.	Adynamiques.	Traitem. de l'obs. 15.	mort 18 juillet.	4 m. 8 j.	La convalescence s'était établie dans le courant d'avril, mais il y eut rechute, après un excès dans le régime commis le 30 avril ; des symptômes de pleurésie gauche se déclarèrent en outre, et à la mort on trouva un hydrothorax droit, une pleurésie gauche avec épanchement, la muqueuse de l'iléon bleuâtre et non ramollie, la même couleur dans celle du cœcum qui offrait deux petites ulcérations à bords amincis, la muqueuse colique rouge, épaissie et couverte de végétations.
24	Belguelle, h.	19	Tailleur.	11 août 1829.	2 m.	10 j.	Adynamiques.	Traitem. de l'obs. 16.	mort 23 août.	22 j.	Plaques d'un rouge livide dans l'estomac. Ulcérations nombreuses, en même temps éruption dothinentérique, à la fin de l'iléon ; muqueuse d'un rouge livide entre l'éruption et les ulcérations. Rate volumineuse et comme putrilagineuse. Cœur flasque, mou, livide. Substance cérébrale ramollie et d'une couleur rose (double altération qui a paru être un résultat cadavérique).
25	Inconnu, h.	16	Porteur d'eau.	30 août 1829.	3 ans.	8 j.	Adynamiques.	Traitem. de l'obs. 14.	sorti 30 novembre.	3 m. 8 j.	
26	Inconnu, h.	22	Journalier.	13 août 1829.	10 m.	9 j.	Adynamiques.	Antiphlogistiques modérés. Adoucissans. Révulsifs à l'extérieur.	mort 26 août.	22 j.	Muqueuse gastrique d'un gris blanchâtre et ramollie dans le grand cul-de-sac, d'un gris ardoisé dans le reste de son étendue. Follicules de Peyer, d'autant plus tuméfiées dans le quart inférieur de l'intestin grêle, qu'on approche davantage de la valvule iléo-cœcale, qui présente, ainsi que le cœcum, une couleur d'un gris ardoisé et quelques ulcérations, muqueuse du colon ascendant arborisée, brunâtre et ramollie. Rate tuméfiée et ramollie. Engouement général du poumon droit ; le gauche noirâtre et ramolli à son sommet et en arrière.
27	Prévôt, h.	82	Tailleur.	12 juin 1829.	ignorée.	1 m.	Adynamiques.	Antiphlogistiques modérés. Adoucissans. Révulsifs à l'extérieur. Légers toniques à la fin.	mort 30 juin.	4 m. 18 j.	A la fin de l'iléon trois plaques gaufrées, ovalaire, offrant à leur centre quelques petites ulcérations ; muqueuse du cœur noirâtre, ramollie présentant de petites ulcérations faites avec un emporte-pièce ; plaques gaufrées, livides jusque dans le colon descendant. Foie augmenté de consistance. Rate putrilagineuse, bien tuméfiée ; cœur flasque. Couleur rose générale et ramollissement du cerveau et de la moelle (ce qui a paru être un effet cadavérique).

Suite de l'APPENDICE : Résumé des observations de 74 malades atteints de fièvres typhoïdes et traités par des méthodes thérapeutiques diverses.

Numéro d'ordre des malades	NOM, SEXE DES MALADES.	ÂGE.	PROFESSION.	DATE DE L'ENTRÉE.	DURÉE DU SÉJOUR À PARIS	DURÉE DE LA MALADIE À L'ENTRÉE.	SYMPTÔMES PRÉDOMINANS	MOYENS DE TRAITEMENT.	TERMINAISON.	DURÉE DE LA MALADIE.	ANATOMIE PATHOLOGIQUE. REMARQUES PARTICULIÈRES.
28	Inconnue, f.	58	Cuisinière.	13 sept^{bre} 1829	8 ans.	8 j.	Adynamiques.	Traitement de l'observation 27.	sortie 9 janvier.	4 m. 4 j.	
29	Inconnu, h.	22	Teinturier.	7 sept^{bre} 1829	6 m.	10 j.	Adynamiques.	Antiphlogistiques et adoucissans.	mort 20 septembre.	44 j.	Péritonite aiguë générale avec épanchement. Tout-à-fait à la fin de l'iléon plusieurs ulcérations, dont une avait donné lieu à une perforation ; plaques gauffrées immédiatement après les ulcérations, muqueuse pâle, soit entre les ulcérations et les plaques, soit autour d'elles. Muqueuse du cœcum ramollie, violacée, ulcérée. Rate volumineuse et friable. Cœur flasque et décoloré.
30	Delétre, h	18	Cordonnier	6 sept^{bre} 1829	18 m.	8. j.	Adynamiques.	Traitem. de l'obs. 26	mort 20 septembre.	22 j.	Cœur flasque et décoloré. Pneumonie double au deuxième degré en arrière et en bas. A la fin de l'iléon, quatre ulcérations profondes, de la largeur d'une pièce de un franc. Muqueuse du cœcum violacée, épaissie, offrant un grand nombre de petites ulcérations. Muqueuse ramollie dans le colon transverse. Rate rougeâtre et friable, non tumefiée. Foie ramolli. Bile de la vésicule aqueuse et verdâtre.
31	Baillon, h.	22	Tailleur de pierre.	10 février 1830.	3 ans.	8 j	Ataxo-Adynamiques intenses.	Traitement tonique administré vers le milieu de la maladie, voyez la remarque pour l'indication des moyens faisant partie de ce traitement tonique qui a aussi été administré dans les 29 obs. suiv.	mort 1er mars.	28 j.	Altérations légères, quelques plaques gauffrées, et pointillé grisâtre dans l'iléon et le cœcum. Nota. Le traitement par les toniques se composait en général des moyens suivans : Décoction de quinquina aromatisée avec la liqueur d'Hoffman ; limonade citrique alcoolisée ; eau rougie pour boisson ordinaire ou tisane ; julep anti-spasmodique avec extrait de kina, ℥ j. ; lavemens camphrés ; vésicatoires aux jambes ; sinapismes promenés sur les membres inférieurs. Ce traitement était le plus souvent accompagné ou précédé de quelques applications de sangsues et de topiques émolliens sur le ventre.
32	Duper, h.	20	Boulanger.	10 février 1830.	2 ans.	15 j.	Adynamiques intenses.	Traitement tonique au milieu de la maladie	mort 8 mars	1 m. 8 j.	Gonflement et inflammation (sans ulcération) des follicules de Peyer à la fin de l'iléon, dont la muqueuse elle-même était enflammée de même que celle du cœcum.
33	Rignut, b.	20	Passementier.	10 février 1830.	8 m.	8 j.	Ataxo-adynamiques faibles.	Traitement tonique au début.	sorti 15 mars.	1 m. 13 j.	
34	Clermont, h.	33	Porteur d'eau.	4 mars 1830.	18 m.	21 j.	Adynamiques intenses.	Traitement tonique au milieu de la durée de la maladie.	mort 31 avril.	2 m. 17 j.	Altération des follicules de Peyer qui sont ulcérés, mais d'un bleu foncé et en voie de guérison. Eschare gangréneuse à la partie postérieure du bassin. Abcès contenant une matière couleur lie-de-vin, et situé entre le péritoine et le muscle droit abdominal.
35	Marchand, b.	21	Serrurier.	17 février 1830.	3 m.	diarrhée depuis 2 mois.	Ataxo-adynamiques intenses.	Traitement tonique au milieu de la durée de la maladie.	sorti 26 mai.	5 m. 9 j.	Ce malade a été pris de variole dans la convalescence de sa fièvre typhoïde, et a fini par guérir complétement de ces deux maladies.
36	Petit, b.	18	Garçon de restaurant.	17 sept^{bre} 1830.	6 m.	8 j.	Ataxo-adynamiques intenses.	Traitement tonique au milieu de la durée.	mort 7 octobre.	18 j.	Gastrite intense. Ulcérations nombreuses à la fin de l'iléon.
37	Hayot, b.	22	Chocolatier.	18 sept^{bre} 1830.	11 m.	8 j.	Adynamiques intenses.	Traitement tonique au début.	sorti 2 octobre.	22 j.	
38	Ibram, b.	18	Cordonnier.	12 nov^{bre} 1830.	4 m.	8 j.	Ataxiques intenses.	Traitement tonique au début.	mort 28 novembre.	22 j.	Gastrite prononcée. Inflammation de la muqueuse du cœcum et de la fin de l'iléon, qui présente en outre à sa terminaison des plaques ulcérées.
39	Mandelain, h.	33	Peintre.	11 oct^{bre} 1830.	14 ans.	1 m. 5 j.	Adynamiques faibles.	Traitement tonique au milieu de la durée.	sorti 6 novembre.	2 m.	
40	Nichalet, h.	24	Layetier.	24 oct^{bre} 1830.	3 ans.	15 j.	Adynamiques faibles.	Traitement tonique au début.	mort 6 novembre.	27 j.	Inflammation du grand cul-de-sac de l'estomac, du cœcum et du rectum. Deux plaques gauffrées dans l'iléon. Pneumonie droite au deuxième degré.
41	Boudier, h.	36	Maçon.	23 nov^{bre} 1830.	3 m.	21 j.	Adynamiques intenses.	Traitement tonique au début.	mort 9 décembre.	1 m. 6 j.	Gastrite. Ulcérations à la fin de l'iléon et dans le cœcum, les unes longitudinales, les autres transversales.

Suite de l'APPENDICE : Résumé des observations de 74 malades atteints de fièvres typhoïdes et traités par des méthodes thérapeutiques diverses.

NUMÉRO d'ordre	NOM, SEXE des MALADES.	AGE.	PROFESSION	DATE de L'ENTRÉE	DURÉE du SÉJOUR à Paris	DURÉE de la MALADIE avant l'entrée	SYMPTOMES PRÉDOMINANTS.	MOYENS de TRAITEMENT	TERMINAISON.	DURÉE de la MALADIE.	ANATOMIE PATHOLOGIQUE. REMARQUES PARTICULIÈRES.
42	Lebon, h.	17	Boutonnier.	24 nov. 1830	3 ans.	15 j.	Ataxo-adynamiques intenses.	Traitement tonique au milieu de la durée de la maladie.	mort 7 janvier.	29 j.	Gastrite. Trois plaques gaufrées et ulcérations nombreuses à la fin de l'iléon; inflammation du cœcum et du colon iliaque droit.
43	Boutot, h.	20	Maçon.	24 oct. 1830	4 m.	4 j.	Ataxo-adynamiques faibles.	Traitement tonique au début.	sorti 7 septembre.	1 m. 7 j.	
44	Habert, h.	20	Palefrenier.	16 nov. 1830	3 ans.	2 j.	Adynamiques faibles.	Traitement tonique au milieu de la durée.	mort 8 octobre.	1 m. 13 j.	Ulcérations et ramollissement de la muqueuse à la fin de l'iléon et dans les gros intestins.
45	Boisy, h.	30	Boulanger.	9 nov. 1830	10 m.	4 j.	Adynamiques faibles.	Traitement tonique au milieu de la durée.	mort 28 octobre.	23 j.	Ulcérations des follicules de Peyer, dont quelques unes rondes à la fin de l'iléon; valvule iléo-cœcale d'un rouge-noirâtre et ulcérée.
46	Veilier, h.	30	Maçon.	18 oct. 1830	4 a. 6 m.	10 j.	Adynamiques intenses.	Traitement tonique au début.	mort 4 janvier.	28 j.	Gastrite. Péritonite générale sans perforation intestinale apparente. Follicules de Peyer ulcérés et noirâtres à la fin de l'iléon. Rougeur, ulcération et ramollissement du cœcum, du colon ascendant et du rectum.
47	Bourjot, h.	18	Jardinier.	9 mars 1831	1 m.	4 j.	Ataxiques intenses. Épistaxis dont le sang tombe dans le tube digestif.	Traitement tonique au début.	mort 11 mars.	6 j.	Liquide séro-sanguinolent dans le péritoine. Sang, en partie liquide, en partie coagulé, dans l'estomac et les intestins grêles. Muqueuse gastrique rouge et ramollie. A la fin de l'iléon, plaques qui sont semblables à des pustules de variole, tandis que d'autres sont plus larges et circulaires ou longitudinales; granulations semblables à des grains de millet. Muqueuse du cœcum rouge, ramollie, couverte de boutons ou pustules coniques (dothinentérie) sans ulcération.
48	Fortion, h.	15	Perruquier.	26 février 1831	1 an.	8 j.	Ataxo-adynamiques intenses.	Traitement tonique au milieu de la durée	mort 28 mars.	1 m. 10 j	Gastrite très-intense. Cinq ou six ulcérations variables en profondeur à la fin de l'iléon.
49	Coulon, h.	25	Maçon.	7 mars 1831	6 ans.	8 j.	Adynamiques intenses.	Traitement tonique au début.	mort 24 mars.	25 j	Muqueuse gastrique ramollie, noirâtre, gangrénée dans toute la longueur de la grande courbure et dans une largeur de deux travers de doigts. A la fin de l'iléon, trois plaques gaufrées, muqueuse rouge, ramollie, ulcérée.
50	Lecacheur, h.	21	Cocher.	19 mars 1831	3 m.	15 j.	Ataxo-adynamiques intenses.	Traitement tonique au milieu.	mort 27 mai.	23 j.	Muqueuse gastrique généralement ramollie. Dans les deux derniers pieds de l'iléon, une seule plaque orbiculaire, ulcérée à son centre; muqueuse rouge, ramollie, arborisée. Cœcum rouge, ramolli, ulcéré.
51	Charpentier, h.	22	Garçon de magasin.	15 avril 1831	2 ans.	15 j.	Ataxiques intenses.	Traitement tonique au milieu.	mort 20 avril	20 j.	Gastrite surtout prononcée au grand cul-de-sac. A la fin de l'iléon, trois plaques avec rougeur de la muqueuse qui les recouvre et de celle qui les environne. Cœcum rouge et ramolli. Rougeur et arborisation du colon ascendant.
52	Theveny, f.	65	Chiffonnière.	26 avril 1831	55 ans.	15 j.	Ataxo-adynamiques intenses.	Traitement tonique au milieu.	mort 10 mai.	29 j.	Gastrite en voie de résolution. A la fin de l'iléon, une cinquantaine environ d'ulcérations superficielles, sans rougeur, la plupart discrètes; d'autres agglomérées aux endroits qu'occupent les follicules de Peyer.
53	Bestelache, h	18	Ramoneur.	29 juin 1831	6 m.	8 j.	Adynamiques faibles.	Traitement tonique au début.	sorti 8 août.	1 m. 13 j.	
54	Bedouie, h.	26	Maçon.	21 juillet 1831	6 ans.	15 j.	Adynamiques intenses.	Traitement tonique au début.	mort 13 août.	1 m. 7 j.	Rate dans son état naturel. Muqueuse gastrique, noirâtre dans la position splénique, non ramollie. Dans les trois derniers pieds de l'iléon, plaques saillantes et noirâtres. Ulcérations nombreuses dont les unes sont longitudinales, les autres ovales, rondes, transversales. Muqueuse de l'iléon noirâtre et injectée. Cœcum noir, ramolli, ulcéré. Petites ulcérations nombreuses dans les gros intestins. Ganglions mésentériques durs, d'un noir bleuâtre.
55	Delberge, h.	25	Journalier.	21 juillet 1831	10 j.	8 j.	Adynamiques faibles.	Traitement tonique au début.	sorti 13 août.	1 m.	
56	Coupy, h.	19	Tailleur.	3 août	19 m.	8 j.	Ataxo-adynamiques intenses.	Traitement tonique au début.	mort 13 août.	24 j.	Rate dans l'état naturel. Muqueuse gastrique généralement ramollie. A la fin de l'intestin grêle, à deux pieds de distance du cœcum environ, et successivement de haut en bas, plaques gaufrées avec pointillé grisâtre et petites ulcérations. Trois boutons ou follicules isolés, d'un rouge brun. Muqueuse du cœcum ulcérée.

Suite de l'APPENDICE : Résumé des observations de 74 malades atteints

NUMÉRO DE L'OBSERVATION	NOM, SEXE DES MALADES.	AGE.	PROFESSION.	DATE DE L'ENTRÉE.	DURÉE DU SÉJOUR A PARIS.	DURÉE DE LA MALADIE A L'ENTRÉE.	SYMPTOMES PRÉDOMINANTS.	MOYENS DE TRAITEMENT.
57	Soubalebien, h.	23	Chapelier.	18 oct^bre 1831.	6 m.	6 j.	Adynamiques intenses.	Traitement tonique au début.
58	Chanson, h.	18	Tapissier.	5 déc^bre 1831.	15 j.	8 j.	Adynamiques intenses.	Traitement tonique au début.
59	Bras, h.	17	Tourneur.	3 déc^bre 1831.	3 ans.	15 j.	Adynamiques intenses.	Traitement tonique au début.
60	Langlois, h.	33	Domestique.	10 déc^bre 1831.	3 m.	21 j.	Ataxo-adynamiques faibles.	Traitement tonique au début.
61	Veron, h.	19	Chapelier.	13 déc^bre 1833.	9 m.	12 j.	Adynamiques faibles.	Traitement tonique au début.
62	Gournay, h.	30	Boulanger.	16 déc^bre 1831.	14 ans.	15 j.	Adynamiques faibles.	Traitement tonique au début.
63	Pagoet, h.	22	Commissionnaire.	9 janvier 1833.	6 ans.	8 j.	Adynamiques faibles.	Antiphlogistiques modérés. Émolliens.
64	Roussel, h.	16	Tailleur.	16 janvier 1833.	18 m.	8 j.	Adynamiques.	Antiphlogistiques modérés. Émolliens.
65	Mollin, h.	24	Garçon de restaurant.	18 janvier 1833.	non déterminée.	8 j.	Ataxiques.	Antiphlogistiques. Affusions froides sur la tête.
66	Blanchard, h.	22	Indéterminée.	16 oct^bre 1833.	4 ans.	6 j.	Ataxiques.	Antiphlogistiques modérés. Affusions froides sur la tête.
67	Poly, h.	21	Idem.	15 nov^bre 1833.	42 j.	4 j.	Adynamiques.	Traitem. de l'obs. 64.
68	Trouhet, h.	22	Idem.	15 déc^bre 1833.	13 m.	15 j.	Adynamiques.	Traitem. de l'obs. 64.
69	Castille, h.	24	Idem.	28 nov^bre 1833.	5 ans.	non notée.	Adynamiques.	Antiphlogistiques. Chlorure de soude et toniques à l'intérieur.
70	Génard, h.	18	Idem.	2 janvier 1834.	3 m.	8 j.	Ataxiques.	adoucissant. Affusions froides sur la tête. Purgatifs. Lavement de quinquina.

de fièvres typhoïdes et traités par des méthodes thérapeutiques diverses.

TERMINAISON.	DURÉE DE LA MALADIE.	ANATOMIE PATHOLOGIQUE. REMARQUES PARTICULIÈRES.
mort 5 novembre.	23 j.	Pneumonie droite en arrière au deuxième degré. Muqueuse gastrique ramollie, sans ulcération, bariolée de blanc et de gris, surtout au cardia et dans le grand cul-de-sac. Rate excessivement volumineuse et ramollie. A la terminaison de l'iléon, huit à dix plaques de Peyer tuméfiées, sans ulcérations. Quelques follicules discrets, tuméfiés en forme de boutons ou pustules (dothinentérie). Muqueuse du cœcum un peu rouge et ramollie ; celle du colon ascendant enflammée, rouge et ramollie.
mort 12 décembre.	15 j.	Muqueuse gastrique ridée, d'un rouge pointillé, sans ramollissement. Rate tuméfiée et purilagineuse. Dans le tiers inférieur de l'iléon, plaques gaufrés et follicules discrets saillans, entre lesquels la muqueuse est injectée et ramollie dans quelques points, fort enflammée et ulcérée tout-à-fait à la fin de l'intestin grêle. Muqueuse du cœcum noirâtre et ramollie. Pneumonie double en arrière.
sorti 1er avril, rentré 24 mai, mort 28 août.	1er séjour, 4 m. 5 j., 2e séjour, 3 m.	Ce malade était sorti guéri de sa fièvre le 1er avril 1832 : il lui restait une pleuro-pneumonie chronique droite avec tubercules pulmonaires, maladie qui nécessita sa rentrée et dont il mourut. A l'autopsie : caverne dans le sommet du poumon droit et pleuro-pneumonie chronique à droite ; cicatrisation des ulcères à la fin de l'iléon ; autres ulcères à la partie supérieure du jéjunum.
sorti 5 mars.	3 m. 15 j.	
sorti 16 février.	2 m. 15 j.	
sorti 9 janvier.	1 m. 9 j.	
mort 19 janvier.	15 j.	Péritonite sur-aiguë. Muqueuse gastrique rouge et ramollie dans le grand cul-de-sac. A la fin de l'iléon, 10 à 12 ulcérations des plaques de Peyer, dont l'une présente une perforation intestinale. Rate tuméfiée et ramollie.
mort 20 janvier.	22 j.	Entérite folliculeuse et larges ulcérations à la fin de l'iléon, qui est perforé dans un point, ce qui a donné lieu à une péritonite partielle dans la fosse iliaque droite. Estomac sain. Rate tuméfiée et ramollie.
mort 30 janvier.	20 j.	Péritonite générale suite de perforation à la fin de l'iléon et au centre même d'une ulcération ; fin de l'iléon et valvule de Bauhin criblée d'ulcérations. Ganglions mésentériques rouges et tuméfiés. Muqueuse gastrique ramollie. Rate tuméfiée et ramollie. Bile et urine lactescentes.
mort 15 novembre.	1 m. 2 j.	Entérite folliculeuse avec ulcérations en voie de guérison à la fin de l'iléon : la mort eut lieu à la suite de l'impression causée par une nouvelle fâcheuse.
sorti 16 février.	3 m. 5 j.	
mort 19 décembre.	29 j.	Entérite ulcéreuse boutonneuse, sans altération des plaques de Peyer. Muqueuse gastrique et rate ramollies. Pneumonie double du sommet parvenue au 2e degré.
mort 23 décembre.	indéterminée.	Entérite folliculeuse ulcérée. Pleuro-pneumonie aiguë à gauche.
mort 26 janvier.	1 m. 2 j.	Entérite villeuse de l'intestin grêle et pacrentérie ou proéminence des follicules discrets, sans ulcération des plaques de Peyer. Inflammation du colon. Rate petite et peu ramollie. Muqueuse gastrique ramollie.

Suite de l'APPENDICE : Résumé des observations de 74 malades atteints de fièvres typhoïdes et traités par des méthodes thérapeutiques diverses.

NUMÉRO DES OBSERVATIONS.	NOM, SEXE DES MALADES.	AGE.	PROFESSION.	DATE DE L'ENTRÉE	DURÉE DU SÉJOUR A PARIS.	DURÉE DE LA MALADIE A L'ENTRÉE.	SYMPTOMES PRÉDOMINANS	MOYENS DE TRAITEMENT.	TERMINAISON.	DURÉE DE LA MALADIE.	ANATOMIE PATHOLOGIQUE. REMARQUES PARTICULIÈRES.
71	Léonard, h.	25	Indéterminée.	7 janvier 1834	11 m.	8 j.	Adynamiques.	Antiphlogistique au début, toniques à la fin.	mort 28 janv	28 j.	Entérite exanthématique ou folliculeuse et ulcérée à la fin de l'iléon.
72	Chevalier, h.	24	Idem.	29 janvier 1834.	2 ans.	8 j.	Ataxiques.	Chlorure de soude à l'extérieur et à l'intérieur.	mort 18 févr.	28 j.	Entérite folliculeuse ulcérée. Ulcérations de la muqueuse du colon.
73	Courtois, h.	18	Idem	10 février 1834.	non notée.	8 j.	Ataxiques.	Antiphlogistiques modérés.	mort 19 févr.	10 j.	Gastrite très-intense. Entérite folliculeuse, sans ulcération, a la terminaison de l'intestin grêle.
74	Morelle, h.	20	Ouvrier sur le port.	15 mars 1834.	21 j.	4 j.	Ataxiques.	Chlorure de soude à l'extérieur et à l'intérieur.	sorti 6 mai.	1 mois 25 j.	

TABLE DES MATIÈRES

(1) Le premier chiffre se rapporte aux fièvres typhoïdes, le second au typhus, le troisième aux analogies et différences.

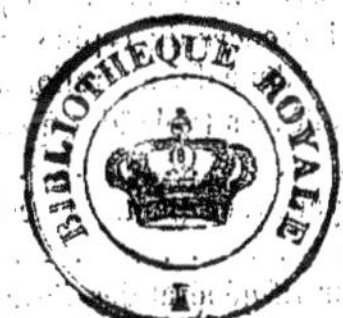